企业安全生产工作指导丛书

用人单位职业病防治

主　编　张龙连
副主编　林　英　卢　玲　赵　容
编写人员　唱　斗　杜晓静　关　里　李海月　刘　岚　刘丽霞
宋　月　吴　丹　王姿欢　夏玉静　杨　琳　云水英

中国劳动社会保障出版社

图书在版编目(CIP)数据

用人单位职业病防治/张龙连主编. -- 北京：中国劳动社会保障出版社，2018
(企业安全生产工作指导丛书)
ISBN 978-7-5167-2650-1

Ⅰ.①用… Ⅱ.①张… Ⅲ.①职业病-防治-研究-中国 Ⅳ.①R135

中国版本图书馆 CIP 数据核字(2018)第 053153 号

中国劳动社会保障出版社出版发行

(北京市惠新东街 1 号 邮政编码：100029)

*

三河市华骏印务包装有限公司印刷装订 新华书店经销

787 毫米×1092 毫米 16 开本 13.75 印张 221 千字
2018 年 3 月第 1 版 2018 年 3 月第 1 次印刷

定价：35.00 元

读者服务部电话：(010) 64929211/84209103/84626437
营销部电话：(010) 84414641
出版社网址：http://www.class.com.cn

内容简介

本书是“企业安全生产工作指导丛书”之一，为用人单位开展职业卫生管理工作的指导用书，详细叙述了用人单位职业病防治体系、工作场所职业卫生管理、工作场所职业病防护设施管理、职业病危害因素监测、职业健康监护、职业卫生培训、职业病诊断与病人保障等内容，并穿插相关内容作为范例。

全书共分为12章，主要内容包括：用人单位职业病防治体系、用人单位工作场所职业卫生管理、工作场所职业病防护设施管理、工作场所职业病危害因素监测、用人单位履行职业病告知责任、个人使用的职业病防护用品、职业健康监护、对女职工和未成年工的特殊规定、职业病危害事故的应急救援、职业卫生培训、职业病诊断与病人保障、工会组织与职业病防治。

本书内容注重职业卫生管理能力的培养，是企业职业卫生管理工作实务性学习读本，可用于企业主要负责人、职业卫生管理人员、其他生产部门相关人员的工作指导用书，也可用于企业职工、在校学生职业卫生管理相关培训用教材，还可用于企业安全生产、职业卫生宣传教育参考用书。

前　言

党的十八大以来，党和国家高度重视安全生产，把安全生产作为民生大事，纳入全面建成小康社会的重要内容之中。“人命关天，发展决不能以牺牲人的生命为代价。这必须作为一条不可逾越的红线。”习近平总书记多次强调安全生产，对安全生产工作高度重视。2015年8月，习近平总书记对切实做好安全生产工作作出重要指示：各生产单位要强化安全生产第一意识，落实安全生产主体责任，加强安全生产基础能力建设，坚决遏制重特大安全生产事故发生。2016年1月，习近平总书记对全面加强安全生产工作提出明确要求：必须强化依法治理，用法治思维和法治手段解决安全生产问题，加快安全生产相关法律、法规制定修订，加强安全生产监管执法，强化基层监管力量，着力提高安全生产法治化水平。随着我国安全生产事业的不断发展，严守安全底线、严格依法监管、保障人民权益、生命安全至上已成为全社会共识。

在党的十九大报告中，习近平总书记关于安全生产的重要论述，确立了新形势下安全生产的重要地位，揭示了现阶段安全生产的规律特点，体现了对人的尊重、对生命的敬畏，传递了生命至上的价值理念，对于完善我国安全生产理论体系，加快实施安全发展战略，促进安全生产形势根本好转，具有重大的理论和实践意义。近年来，随着历史上第一个以党中央、国务院名义出台的安全生产文件《中共中央　国务院关于推进安全生产领域改革发展的意见》的印发，《中华人民共和国安全生产法》《中华人民共和国职业病防治法》等法律和《危险化学品安全管理条例》等法规的修订，各类安全生产相关管理技术标准的制定、修订，我国的安全生产法制体系和管理技术工作得到了长足的发展与完善。

为了弘扬我国安全生产领域的改革发展成果，宣传近些年安全生产法律、法规和国家标准体系建设的新内容，规范指导企业在安全生产管理与技术工作中的方式、方法，中国劳动社会保障出版社组织中国矿业大学、中国地质大学、首都经贸大学、煤炭科学研究总院、中冶集团、北京排水集团、重庆城市管理职业学院等高等院校、研究院所和国有大型企业的专家学者编写了“企业安全生产工作指导丛书”。本套丛书第一批拟出版的分册包括：《安全生产法律、法规文件汇编》《职业病防治法律、法规文件汇编》《企业安全生产主体责任》《用人单位职业病防治》《安全生产规章制度编制指南》《企业安全生产标准化建设指南》《生产安全事故隐患排查与治理》《生产安全事故调查与统计分析》《企业职业安全健康管理实务》《生产安全事故应急救援与自救》《企业应急预案编制与实施》《外资企业安全管理工作实务》《班组安全行为规范》《安全生产常用专用术语》。本丛书的各书种针对当前企业安全生产管理工作中的重点和难点，以最新法律、法规与技术标准为主线，全面分析并提出了实务工作的方式和方法。本丛书的主要特点，一是针对性强，提炼企业安全生产管理工作中的重点并结合相关法律、法规和技术标准进行解读；二是理论与技术兼顾，注重安全生产管理理论与技术上的融合与创新，使安全生产管理工作有理有据；三是具有很好的指导性，强化了法律、法规和有关理论与技术的实际应用效果，以工作实际为主线，注重方式、方法上的可操作性。

期望本丛书的出版对指导企业做好新时代安全生产工作有所帮助，使相关人员在安全生产管理工作与技术能力上有所提升。由于时间等因素的影响，本丛书在编写过程中可能存在一些疏漏，敬请广大读者批评指正。

“企业安全生产工作指导丛书”编委会
2018 年 1 月

目录

第一章 用人单位职业病防治体系

第二章 用人单位工作场所职业卫生管理

第三章 工作场所职业病防护设施管理

第四章 工作场所职业病危害因素控制

第五章 用人单位履行职业病告知责任

第六章　个人使用的职业病防护用品

第七章　职业健康监护

第八章　对女职工和未成年工的特殊规定

第九章　职业病危害事故的应急救援

第十章　职业卫生培训

第十一章　职业病诊断与病人保障

第十二章　工会组织与职业病防治

第一章　用人单位职业病防治体系

第一节　职业病定义及防治原则

在日常生活中，经常有人说“我天天弯腰工作，现在疼得直不起来了”“我天天站着，现在下肢静脉曲张啦，这些都应该是职业病啊”。许多上班族都有长时间使用电脑、加班熬夜、缺乏运动等经历，久而久之，难免有眼睛干涩、腰酸背痛、手腕僵硬等症状，但是医生却说不能诊断为职业病。这是为什么呢？虽然职业病是劳动者在职业活动中产生的疾病，但并不是所有在工作中得的病都是职业病。职业病必须是列在《职业病分类和目录》中，有明确的职业相关关系，按照职业病诊断标准，由法定职业病诊断机构明确诊断的疾病。因此，在工作中得的病不一定是职业病，得了《职业病分类和目录》中的疾病也不一定是职业病。

一、职业病定义及内涵

（一）职业病的定义

《中华人民共和国职业病防治法》（以下简称《职业病防治法》）第二条第二款所规定的职业病，是指企业、事业单位和个体经济组织等用人单位的劳动者在职业活动中，因接触粉尘、放射性物质和其他有毒、有害因素而引起的疾病。

从广义上讲，职业病是指劳动者在从事职业活动中，因接触职业病危害因素而引起的所有疾病。但从立法角度出发，职业病有其特定的范围，仅指政府部门、立法机构或有相应判定权利的机构根据法律、生产力发展水平、经济状况、医疗水平等综合因素规定的法定职业病。2013 年 12 月 23 日，国家卫生计生委、人力资源社会保障部、国家安全监管总局、全国总工会 4 部门联合印发《职业病分类和目录》，将原 2002 年《职业病目录》的 10 类、115 种职业病调整为 10 类、132 种，其中职业性尘肺病及其他呼吸系统疾病包括尘肺病 13 种、其他呼吸系统疾病 6 种，职业性放射性疾病 11 种，职业性化学中毒 60 种，物理因素所致职业病 7 种，职业性传染病 5 种，职业性皮肤病 9 种，职业性眼病 3 种，职业性耳鼻喉口腔疾病 4 种，职业性肿瘤 11 种，其他职业病 3 种。国家有关部门还公布了相应的诊断和管理办法，制定了相应的诊断标准，明确规定了职业病病人享受的待遇，职业病病人的诊疗、康复费用，伤残以及丧失劳动能力的社会保障，使劳动者的合法权益受到法律保护。

（二）职业病的特点

1. 病因明确

病因即职业病危害因素，患者均有明确的职业病危害因素接触史，在控制病因或作用条件后，可消除或减少发病。

2. 发病与劳动条件密切相关

所接触的病因大多是可以检测的，发病与否及发病时间的早与迟，往往取决于接触职业病危害因素的时间和剂量，一般存在接触水平（剂量）—效应（反应）关系。劳动强度大、作业环境恶劣是导致职业病发病的主要原因。

3. 具有群体性发病的特征

在接触同样职业病危害因素的人群中常有一定数量发病，多是同时或先后出现一批相同的职业病病人，很少出现个别病例。

4. 大多数职业病如能早期诊断、处理，康复效果较好

但有些职业病（例如尘肺病），目前尚无特效疗法，只能对症综合处理，故发现愈晚，疗效愈差。除职业性传染病外，治疗个体无助于控制人群发病。

5. 职业病是可预防性疾病

发现病因，改善劳动条件，控制职业病危害因素，即可减少职业病的发生。目前职业病尚缺乏特效治疗方法，应着重保护人群健康的预防措施。

（三）职业病与工作有关疾病

1. 工作有关疾病

从广义上来讲，职业病也属于工作有关疾病，但一般所称工作有关疾病，与职业病是有所区别的。职业病是指与工作有关，并直接与职业病危害因素有因果联系的疾病，具有立法意义。而工作有关疾病，则指多因素相关的疾病，与工作有联系，但非职业人群中也有发病，即不是每一种病或每一个病例都必须有职业病危害因素接触史。工作有关疾病可以理解为：

（1）职业因素是该病发生和发展的诸多因素之一，但不是唯一的直接病因。

（2）职业因素影响了健康，从而促使潜在的疾病显露或加重已有疾病的病情。

（3）通过改善工作条件，可使所患疾病得到控制或缓解。

工作有关疾病的范围比职业病更为广泛，故在开展职业病防治工作时，同时将工作有关疾病也列为控制和防范的重要内容之一，以保护及促进劳动者健康。

2. 常见的工作有关疾病

（1）行为（精神）和身心的疾病。如焦虑、忧郁、神经衰弱综合征，常由工作繁重、各种类型的职业紧张、夜班工作、饮食失调、过量饮酒、吸烟等因素引起。有时劳动者由于对某一职业病危害因素产生恐惧心理，导致心理效应和器官功能失调。

（2）慢性非特异性呼吸道疾患，包括慢性支气管炎、肺气肿和支气管哮喘等，是多因素的疾病。吸烟、空气污染、呼吸道反复感染是主要病因，即使空气中污染物含量在卫生标准以下，患病者仍可发生较重的慢性非特异性呼吸道疾患。

（3）其他，如高血压、消化性溃疡、腰背痛等疾患，常与某些工作有关，例如，接触二硫化碳可加剧动脉硬化的进展。

（四）职业病发病的影响因素

1. 职业病危害因素接触机会和程度

劳动者接触职业病危害因素后，由于机体的修复和代偿作用，不一定就会发生职业性损害。职业性损害的发生与职业病危害因素本身的性质、作用条件以及人体的个体敏感性有关。但即使作业环境恶劣，职业病危害因素严重，如果劳动者并不到该环境中去工作，即无职业病危害因素接触机会，也就不会产生职业病。

2. 职业病危害因素的性质

职业病危害因素本身的理化性质和作用部位与发生职业病密切相关，例如：苯的毒作用强于甲苯和二甲苯；二硫化碳具有脂溶性，对神经组织损伤明显；电磁辐射透入组织的深度和危害性，主要决定于其波长。一般物理因素常在接触时有作用，脱离接触后体内不存在残留；而化学因素在脱离接触后，作用还会持续一段时间或继续存在。

3. 职业病危害因素的作用条件和剂量

职业病危害因素的作用条件主要由接触机会、接触方式、接触时间和接触浓度（强度）等几方面决定，特别是作用于人体的剂量与接触浓度（强度）和接触时间有明显关系。我国公布的《工作场所有害因素职业接触限值　第 1 部分：化学有害因素》（GBZ 2.1）和《工作场所有害因素职业接触限值　第 2 部分：物理有害因素》（GBZ 2.2），是工作场所中接触这些职业病危害因素一般不引起健康损害的最高限值。但应该认识到，有些职业病危害因素可以在体内蓄积，少量、长期接触也可能引起职业性损害，甚至导致职业病。因此，认真查询与某种职业病危害因素的接触时间及接触方式，对采取预防和控制措施以及职业病诊断具有重要价值。

4. 个体敏感性

在同一生产环境从事同样职业活动的劳动者，个体发生职业性损害的可能性和程度有较大差别。人体对职业病危害因素的防御功能是多方面的。机体具有自我修复、恢复和通过生物转化过程将毒物降解和排出的能力，这首先是由遗传因素决定的。现代基因序列和基因位点的多态性研究表明，基因序列和基因位点上的微小差异，经过蛋白质表达放大，会造成机体内某些酶和细胞因子量的较大差异，直接影响机体的代谢过程。例如，某些人由于胆碱酯酶活性过低，因此直接接触有机磷农药产生的危害症状比一般人更明显。机体的营养和健康状况与机体修复功能密切相关，年龄、性别、个人的生活方式及心理状态对此也有一定的影响。机体自我修复和降解排出毒物能力的不足或缺乏可以称为个体危险因素。个体危险因素易引起职业性损害或使之加重，因此，具有个体危险因素者常被称为易感人群或高危对象。

二、用人单位职业病防治基本原则

《职业病防治法》第三条对职业病防治工作的基本方针和基本管理原则做出了明确规定：职业病防治工作坚持预防为主、防治结合的方针，建立用人单位负责、行政机关监管、行业自律、职工参与和社会监督的机制，实行分类管理、综合治理。

（一）职业病防治工作的基本方针

“预防为主、防治结合”是我国职业病防治工作的基本方针。从职业病的特点来看，绝大多数职业病很难治愈，如矽肺就是终身性慢性疾病。所以，职业病防治工作必须从致病源头抓起，实行前期预防。

1. 预防为主

所谓预防为主，就是在整个职业病防治过程中，要把预防措施作为根本措施和首要环节放在先导地位，控制职业病危害源头，并在一切职业活动中尽可能控制和消除职业病危害因素的产生，使工作场所职业卫生防护符合国家职业卫生标准和卫生要求。坚持预防为主的措施主要有：

（1）职业病危害的源头控制：包括可能产生职业病危害的建设项目论证阶段的职业病危害预评价报告及其审核，职业病危害严重的建设项目职业病防护设施的设计审查、竣工验收前的职业病危害控制效果评价及竣工验收等。

（2）职业病危害的特殊管理：如对放射、高毒等作业实行特殊管理。

（3）职业病危害项目申报制度。

（4）依靠科技进步，研制、开发、推广、应用有利于职业病防治和保护劳动者健康的新技术、新工艺、新材料，提高职业病防治科学技术水平。

（5）用人单位职业卫生管理：如制订职业病防治计划和实施方案；强化工作场所职业病防护设施和个人使用的职业病防护用品的管理，完善职业卫生操作规范；严格遵守职业病危害因素检测及评价制度、职业卫生管理制度；建立健全职业病危害事故应急救援预案等。

（6）劳动者职业卫生权利保障：如落实劳动者的知情权、职业健康检查、职业健康监护、职业健康教育、职业卫生培训，未成年人、孕妇、哺乳期的女职工和职业禁忌者的职业健康特殊保护等。

（7）国家实行职业卫生监督制度。

（8）社会监督与民主管理。

2. 防治结合

职业病防治工作坚持预防为主、防治结合的方针，必须正确处理防与治的关系：不能轻防重治、不防只治；不允许采取临时工、轮换工、季节工等用工形式或者其他手段逃避不防不治的法律责任；不能只防不治，不能轻视对职业病危害的治理，不能轻视对劳动者职业病的检查诊断与治疗康复；不能把防与治对立起来或者相互分离。防治结合包括三个方面的含意：

（1）预防为主，控制职业病危害源头，最大限度地减少和避免治的负担与代价。

（2）所谓治，不只是对职业病的诊断治疗，更重要的是对职业病危害的治理，这既是防，也是治。如发生或者可能发生急性职业病危害事故时，用人单位应当立即采取应急救援、控制措施和治理措施。

（3）对已经造成或者可能造成职业病危害后果的工作场所，做到防中有治，治中有防，以治促防，通过防解决治的问题。所谓防中有治，就是按照国家职业卫生标准和卫生要求，一边对造成职业病危害的工作场所进行治理，控制和消除职业病危害因素，一边及早地组织接触职业病危害因素的劳动者进行职业健康检查，安排职业病病人的诊断治疗。所谓治中有防，如通过职业健康检查和对职业病的病因学诊断分析，找到其致害原因，分析发病机制、发生规律，总结预防工作经验与教训，进而对工作场所的职业病危害因素的种类、性质、危害程度和用人单位职业卫生管理上的问题做出分析诊断，并提出控制和消除职业病危害的治理对策和有效措施。

（二）职业病防治机制

《职业病防治法》明确规定了“建立用人单位负责、行政机关监管、行业自律、职工参与和社会监督的机制”。这里的机制可以理解为在正视事物各个部分存在的前提下，协调各个部分之间关系，以更好地发挥作用的具体运行方式，简单地说，就是为了落实法律规定的责任而采取的保障措施。

1. 用人单位负责

就是要明确用人单位是职业病防治的主体，即用人单位是职业病防治的第一责任人，落实主体责任。职业活动是以用人单位为基础进行的，用人单位对职业活动有支配作用，因此控制和消除职业病危害对劳动者的影响应是用人单位的主动行为。

我国目前职业病防治形势严峻，职业病病人数量大，劳动者健康权益受到损害事件时有发生，主要原因是用人单位主体责任不落实。一些用人单位没有树立以人为本的思想，对职业病危害的认识不足，对劳动者重视程度不够，防治主体责任不落实，没有采取有效的综合治理措施，违法行为大量存在。因此，《职业病防治法》把用人单位负责作为职业病防治机制的首要方面，就是强调用人单位负责，要求存在职业病危害的用人单位要根据法律法规的有关规定，设置或指定职业卫生管理机构或组织，配备专职或兼职职业卫生管理人员，采取切实可行的管理措施，认真落实预防、控制措施，加强职业健康管理和职业病病人救治，规范用工行为等。

2. 行政机关监管

《职业病防治法》规定，国家实行职业卫生监督制度，要求职业卫生监督管理部门按照职责分工，依法认真履行职业卫生监管职责。按照中央编办《关于职业卫生监管部门职责分工的通知》的规定，国家卫生计生委、国家安全监管总局、人力资源社会保障部、全国总工会均有职业卫生监督和管理职能。因此，职业卫生监管部门要加大对重点行业、重点用人单位、重点人群的监督检查力度，严肃查处违法行为和损害劳动者健康及其相关权益的违法行为，对不履行或不认真履行工作职责的行为或责任人，依法追究法律责任。同时，各有关部门要加强信息沟通，互相配合，形成监管合力。

3. 行业自律

行业自律就是自我约束，是为了规范行业行为主动采取的控制措施。行业自律包括两个方面：一方面是行业内对国家法律、法规政策的遵守和贯彻；另一方面是同行业内的行规制约自己的行为。从国际经验来看，行业自律是防治职业病有效的措施之一，因此，建立行业内部自律管理体系十分必要。行业自律促使相当一部分用人单位从自身健康发展的需求和保护劳动者健康的角度出发，自觉开展职业病防治工作，切实履行用人单位的法定职责和社会责任。

4. 职工者参与和社会监督

从社会层面上讲，职工既是社会财富的创造者和社会经济均衡发展的受益者，也是职业病防治工作的参与者和受益者，因此，职工应维护自身的权利，提高自身的防护意识和防护能力，督促用人单位加强职业卫生工作的开展。通过广泛开展职业病防治宣传教育和专业知识的培训活动，让每一位职工积极主动地参与到职业病防治工作中，对违反职业病防治法律法规及危及生命健康的行为主动制止，并提出批评、检举或控告。

充分发挥社会监督作用，任何单位和个人有权对违反《职业病防治法》的行为进行检举和控告。特别是社会第三方职业卫生服务机构和职业健康检查机构，可以获得用人单位工作场所合规性检测数据和劳动者职业健康检查数据，在支持和帮助用人单位改善工作状况、维护劳动者健康权益的同时，也可以发挥社会的监督作用，形成全社会广泛关注用人单位职业病防治的局面，有助于提高职业病防治整体水平。在开展社会监督时，要切实发挥工会组织维护劳动者合法权益的职责，各级工会组织要进一步健全完善群众性劳动保护监督检查体系，加强职业病防治群众监督工作，推动各项职业病防治措施落实到位；要注意学习、吸收、总结和推广国内外职业病防治工作的先进经验和方法，不断改进工作；要加强有关职业病防治科技和法律知识的宣传普及，提高劳动者自我保护意识和维权意识。

（三）职业病防治管理原则

《职业病防治法》规定的职业病防治工作的基本管理原则是“分类管理、综合治理”。由于可能导致职业病的危害因素很多，职业病的危害程度不同，所以，在职业病防治管理工作中，需要按照不同危害类别和职业病进行分类管理。同时，职业病防治除了需要加强监督管理之外，还需要其他管理部门、用人单位、劳动者的积极配合，做到全方位的综合治理，这样才有可能实现最佳治理结果。

1. 分类管理

分类管理，是指按职业病危害因素的种类、性质、毒性、危害程度及对人体健康造成的损害后果确定类别，采取不同的管理方法。分类管理的主要内容有：

（1）建设项目分类管理。

（2）职业病危害项目申报制度。

（3）对放射、高毒等作业实行特殊管理。

（4）职业病的分类和目录。

2. 综合治理

所谓综合治理，是指在职业病防治活动中采取一切有效的管理和技术措施，如立法、行政、经济、科技、民主管理和社会监督等，并将其纳入法制化统一监督管理的轨道，对职业病危害进行的治理。综合治理包括政府的规划管理与组织领导、卫生行政部门、安全生产监督管部门、劳动保障行政部门在各自的职责范围内分工监督管理、用人单位自律管理、职业卫生技术服务、工会组织的督促与协助、劳动者的民主监督等，做到全方位的综合治理。

三、职业病防治工作的三级预防原则

职业病防治工作应该坚持“预防为主、防治结合”的方针，从职业病发生、发展的规律入手，遵循预防医学的三级预防原则，阻断其因果链，才能预防职业病的发生。

（一）一级预防

即防患于未然。通过对职业病危害“源头”的控制，从根本上消除或最大限度地减少与职业病危害因素的接触。例如：改变工艺、改变原材料和设备、改进生产过程，制定职业卫生接触限值和安全操作规程，使工作场所或生产过程达到职业安全健康标准的要求；加强职业健康教育，使劳动者有意识地、自觉地避免或减少接触职业病危害因素，规范操作行为、做好个人防护；为劳动者中的敏感者制订就业职业禁忌证，进行上岗前职业健康检查等。

（二）二级预防

即早期发现、早期诊断、早期治疗。当一级预防未能完全达到要求，职业病危害因素开始造成劳动者健康损害时，通过职业健康监护、职业流行病学调查等手段，尽早发现并及时采取补救措施。其主要任务是早期发现，及时诊断和治疗，使受害劳动者尽早脱离职业病危害因素，防止职业性损害的进一步发展。

（三）三级预防

即积极治疗，控制病情，防止合并症，促进康复。对已经发展成职业病的患者，做出正确诊断，及时采取补救措施，包括脱离接触、综合治疗，预防并发症和康复等。

“三级预防”措施只有在各级政府领导下，用人单位和社会服务部门的共同配合下，认真贯彻国家的法律、法规以及相关职业卫生健康标准，结合本单位的实际情况制定出具体措施，才能有效施行。

第二节　职业病防治组织机构

所谓组织机构，就是把人力、物力和智力等要素按一定的形式和结构组成一个团体，为实现共同的目标、任务或利益有秩序、有成效地开展活动的社会单位。职业病防治的组织机构，就是为落实本单位职业病防治主体责任，开展具体工作的部门。

一、全面落实用人单位职业病防治主体责任

我国实行用人单位负责、行政机关监管、行业自律、劳动者参与和社会监督的职业卫生管理和监督机制，实行分类管理、综合治理。《职业病防治法》强调了用人单位的主要负责人对本单位的职业病防治工作全面负责。《工作场所职业卫生监督管理规定》进一步明确规定："用人单位是职业病防治的责任主体，并对本单位产生的职业病危害承担责任。用人单位的主要负责人对本单位的职业病防治工作全面负责。"

用人单位应该建立健全职业病防治责任制，在管生产的同时，必须搞好职业病防治工作，才能达到责、权、利的有效统一。根据国家有关规定，用人单位应制定本单位职业病防治规章制度，设置职业病防治管理机构，配备职业卫生管理人员，对单位的职业病防治工作进行有效管理。用人单位还应该负责提供符合国家职业卫生和安全生产要求的工作场所、生产设施和设备，加强对产生职业病危害的源头和生产过程的控制，对劳动者开展职业健康监护和职业病诊断与鉴定工作，对主要负责人、职业卫生管理人员和劳动者进行职业病防治和相关专业知识的培训。

二、设立职业病防治领导机构

法定代表人是用人单位职业卫生管理体系的最高责任人，全面负责用人单位的职业病防治工作。用人单位法定代表人可在最高决策层任命一名或几名人员作为分管职业卫生工作的负责人，其职责是：建立、实施、定期评审职业卫生管理体系，定期向最高管理者报告职业卫生管理体系的绩效，组织并推动全体劳动者参加职业卫生管理活动。

职业病防治领导机构由法定代表人、管理者代表、相关职能部门以及工会代表组成，其主要职责是审议职业卫生工作计划和方案，布置、督查和推动职业病防治工作。用人单位在制定生产经营整体规划时，应将职业病防治工作纳入法定代表人的目标管理责任制中，并通过层层分解的目标使下属机构都有相应的职责、任务、目标、进度和考核指标。

三、设置职业卫生管理机构

《职业病防治法》和《工作场所职业卫生监督管理规定》均明确要求用人单位应当

设置或者指定职业卫生管理机构或者组织，配备专职或者兼职的职业卫生管理人员。

（一）职业病危害严重的用人单位，应当设置或者指定职业卫生管理机构或者组织，配备专职职业卫生管理人员。

（二）其他存在职业病危害的用人单位，劳动者超过100人的，应当设置或者指定职业卫生管理机构或者组织，配备专职职业卫生管理人员。

（三）劳动者在100人以下的，应当配备专职或者兼职的职业卫生管理人员，负责本单位的职业病防治工作。

用人单位设置或者指定职业卫生管理机构及其相关组织，目的是负责本单位职业卫生管理体系的建立和运行。职业卫生管理机构及其相关组织的责任是：

（一）组织执行职业卫生管理体系的方针政策。

（二）制订职业卫生管理工作计划，确定明确的目标及量化指标，并组织实施。

（三）组织对劳动者的职业卫生培训及劳动者之间（包括劳动者及其代表）的合作与交流，以全面实施其职业卫生管理体系要素。

（四）负责确定职业病危害识别、评价及其控制人员的职责、义务和权利，并告知劳动者。

（五）制定有效的职业病防治方案，以识别、控制和消除职业病危害及工作有关疾病。

（六）监督管理和评估本单位的职业病防治工作。

（七）负责工作场所职业病危害因素监测和劳动者职业健康监护。

用人单位制订的年度职业病防治计划应包括目的、目标、措施、考核指标、保障条件等内容。实施方案应包括时间、进度、实施步骤、技术要求、考核内容、验收方法等内容。用人单位每年应对职业病防治计划和实施方案的落实情况进行必要的评估，并撰写年度评估报告。评估报告应包括存在的问题和下一步的工作重点，书面评估报告应送达决策层阅知，并作为下一年度制订计划和实施方案的参考。

四、职业卫生管理人员的能力要求

用人单位的主要负责人和职业卫生管理人员应当具备与本单位所从事的生产经营活动相适应的职业卫生知识和管理能力，并接受职业卫生培训。培训应当包括：职业卫生相关法律、法规、规章和国家标准；职业病危害预防和控制的基本知识；职业卫生管理相关知识；国家安全生产监督管理总局规定的其他内容。

《工业企业设计卫生标准》（GBZ 1）列出了用人单位设立职业卫生管理机构和职业卫生管理人员的参考原则，便于用人单位开展工作，见表1—1。

表1—1　　职业卫生管理组织机构和职业卫生管理人员设置或配备参考表

职业病危害分类	劳动者人数	职业卫生管理组织机构及管理人员
严重	>1 000人	设置机构、配备专职人员>2人
	300～1 000人	设置机构或配备专职人员≥2人
	<300人	设置机构或配备专职人员
一般危害	≥300人	配备专职人员
	<300人	配备专职或兼职人员
轻微		可配备兼职人员

五、明确相关组织的职能

用人单位应明确工会、人力资源、行政管理、财务、生产调度、工程技术等相关部门在职业卫生管理方面的职责和要求。

按照《职业病防治法》的相关规定，工会组织有权要求纠正用人单位违反职业病防治法律、法规，侵犯劳动者合法权益的行为；产生严重职业病危害时，有权要求采取防护措施，或者向政府有关部门建议采取强制性措施；发生职业病危害事故时，有权参与事故调查处理；发现危及劳动者生命健康的情形时，有权向用人单位建议组织劳动者撤离危险现场，用人单位应当立即做出处理。

六、用人单位的法律责任

《职业病防治法》第七十条规定，未按照规定设置或者指定职业卫生管理机构或者组织，或者未配备专职或者兼职的职业卫生管理人员的，由安全生产监督管理部门给予警告，责令限期改正；逾期不改正的，处十万元以下的罚款。

《工作场所职业卫生监督管理规定》第四十八条规定，用人单位的主要负责人、职业卫生管理人员未接受职业卫生培训的，由安全生产监督管理部门给予警告，责令限期改正，可以并处5千元以上2万元以下的罚款。

第三节 职业病防治规章制度建设

规章制度是指用人单位制定的组织劳动过程和进行劳动管理的规则和制度的总和，也称为内部劳动规则，是用人单位内部的“法律”。规章制度内容广泛，包括了用人单位生产经营管理的各个方面。职业病防治规章制度涵盖了用人单位在职业病防治工作中前期预防、劳动过程中防护与管理、职业病诊断与职业病病人保障等方面的责任和义务。

一、建立健全职业卫生管理制度

用人单位应根据国家职业病防治法律法规的规定及监督管理部门的要求，结合本单位实际，制定相应的规章制度。职业卫生管理制度应涵盖职业病危害项目申报、建设项目职业病危害评价、作业场所管理、作业场所职业病危害因素监测、职业病防护设施管理、个人使用的职业病防护用品管理、职业健康监护管理、职业卫生培训、职业病危害告知等方面。职业卫生管理制度还应包括管理部门的职责、目标、内容、保障措施、评估方法等要素。

《工作场所职业卫生监督管理规定》第十一条规定，存在职业病危害的用人单位应当建立、健全13类职业卫生管理制度和操作规程：包括职业病危害防治责任制度、职业病危害警示与告知制度、职业病危害项目申报制度、职业病防治宣传教育培训制度、职业病防护设施维护检修制度、个人使用的职业病防护用品管理制度、职业病危害监测及评价管理制度、建设项目职业卫生“三同时”管理制度、劳动者职业健康监护及其档案管理制度、职业病危害事故处置与报告制度、职业病危害应急救援与管理制度、岗位职业卫生操作规程，以及法律、法规、规章规定的其他职业病防治制度。

（一）职业病危害防治责任制度

1. 职业病危害防治责任制度的内涵

职业病危害防治责任制是在《职业病防治法》立法过程中确立的职业病防治的一

项基本的制度，它的核心是用人单位对职业病危害防治负有法定的责任。具体来说，职业病危害防治责任制中的“制”可以有两种含义：一种较为狭义的解释是，“制”就是制度；而另一种较为广义的解释是，“制”就是机制。制度往往体现在某些文字上的规定或程序，或某种不成文但被组织普遍接受的实践或工作过程；机制则不仅包括制度的所有内容，还包含了确保制度得以有效落实及其本身先进性的所有因素。

2. 职业病危害防治责任制度的落实

《职业病防治法》第五条明确规定：“用人单位应当建立、健全职业病防治责任制，加强对职业病防治的管理，提高职业病防治水平，对本单位产生的职业病危害承担责任。”鉴于职业病防治工作对先行性、稳定性、连续性和有效性的要求，消除职业病危害，关键在于用人单位。

为了有效保护劳动者的健康，必须使职业病防治工作规范化、制度化，必须从制度上强化用人单位的职业病防治管理责任。用人单位要根据本单位的实际情况，结合不同职业病危害的工作场所和不同的职业病防治岗位，建立健全职业病防治责任制，同时要注意处理好以下几个问题：

（1）要根据《职业病防治法》的立法宗旨，正确处理职业病防治责任制与经济责任制的关系，以保护劳动者健康及相关权益为目标，落实职业病防治工作管理人员、工作人员的责、权、利，力戒形式主义。

（2）以责定权，以控制效果定奖，体现奖优罚劣的原则。落实职业病危害防治责任制，用人单位可以采取适当的经济手段，与职业病危害防治管理人员、工作人员的经济利益适当挂钩，把依据国家职业卫生标准和卫生要求制定的职业病防治目标分解到劳动者身上。

（3）无论是集体责任制还是个人责任制，都要根据职业病防治目标与计划，明确职责范围、基本任务、工作标准、实施程序、协作要求、奖罚办法等内容。

（4）指标分解和考核要有针对性，抓住影响职业病防治控制效果的关键环节，做到责任指标化、考核数据化、分配差额化（即按职业病危害防治工作绩效的大小与奖惩挂钩）。

（二）职业病危害警示与告知制度

1. 警示与告知基本要求

（1）职业病危害警示标识，是指在工作场所中设置的可以提醒劳动者对职业病危害产生警觉并采取相应防护措施的图形标识、警示线、警示语句、文字说明以及组合使用的标识等。

（2）职业病危害告知，是指用人单位通过与劳动者签订劳动合同、公告、培训等方式，使劳动者知晓工作场所产生或存在的职业病危害因素、防护措施、对健康的影响等。

2. 警示与告知内容

（1）用人单位通过依法开展工作场所职业病危害因素检测评价，识别分析工作过程中可能产生或存在的职业病危害因素，将工作场所可能产生的职业病危害如实告知劳动者，在醒目位置设置职业病防治公告栏，并在可能产生严重职业病危害的作业岗位及产生职业病危害的设备、材料储存场所等设置警示标识。

（2）积极开展职业卫生培训，使劳动者了解警示标识的含义，并针对警示的职业病危害因素采取有效的防护措施。

3. 职业病危害警示与告知制度编制要点

（1）编制职业病危害警示与告知制度的目的、依据。

（2）对劳动者职业病危害警示与告知的范围。

（3）对劳动者职业病危害警示与告知的形式及要求。

（4）职业病危害如实告知的内容，包括工作过程中可能产生的职业病危害及其后果、职业病危害防护措施、待遇，上岗前、在岗期间和离岗时的职业健康检查结果等。

（三）职业病危害项目申报制度

1. 申报的基本要求

（1）职业病危害项目，是指存在职业病危害因素的项目，这里所说的“项目”可以理解为职业病危害因素按性质分成的类，具体应按照《职业病危害因素分类目录》确定。

（2）用人单位（煤矿除外）工作场所存在《职业病危害因素分类目录》所列职业病危害因素的，应当及时、如实向所在地安全生产监督管理部门申报职业病危害项目，并接受安全生产监督管理部门的监督管理。

2. 属地申报原则

职业病危害项目申报工作实行属地分级管理的原则：

（1）中央用人单位、省属用人单位及其所属用人单位的职业病危害项目，向其所在地设区的市级人民政府安全生产监督管理部门申报。

（2）其他用人单位的职业病危害项目，向其所在地县级人民政府安全生产监督管理部门申报。

3. 职业病危害项目申报制度编制要点

（1）编制职业病危害项目申报制度的目的、依据。

（2）确定职业病危害项目申报工作的负责部门、责任人。

（3）详细编写职业病危害项目申报的具体内容：职业病危害的场所、人员、使用原材料、工艺流程、可能产生或存在的职业病危害因素等。

（4）明确申报的部门、时段、时间及备档的有关要求。

（四）职业病防治宣传教育培训制度

1. 用人单位是职业卫生培训的责任主体

用人单位应当建立职业卫生培训制度，保障职业卫生培训所需的资金投入，将职业卫生培训费用在生产成本中据实列支；要把职业卫生培训纳入本单位职业病防治计划、年度工作计划和目标责任体系，制定实施方案，落实责任人员。

2. 考核与记录

（1）要建立健全培训考核制度，严格考核管理，严禁形式主义和弄虚作假。

（2）要建立健全培训档案，真实记录培训内容、培训时间、训练科目及考核情况等内容，并将本单位年度培训计划、单位主要负责人和职业卫生管理人员职业卫生培训证明，以及接触职业病危害因素的劳动者、职业病危害监测人员培训情况等，分类进行归档管理。

3. 参加培训人员

（1）所有劳动者均应接受有目的、有计划的职业卫生培训，逐步提高劳动者专业技能和自我防护职业病危害的能力和水平。

（2）用人单位应用新工艺、新技术、新材料、新设备或者转岗导致劳动者接触职业病危害因素变化的，应对劳动者重新进行职业卫生培训。

（3）用人单位将职业病危害作业整体外包或者使用劳务派遣工从事接触职业病危害因素作业的，应当将其纳入本单位统一管理，对其进行职业病防治知识、防护技能及岗位操作规程培训。

（4）用人单位接收在校学生实习的，应当对实习学生进行相应的职业卫生培训，提供必要的个体防护装备（包括个人使用的职业病防护用品）。

4. 职业病防治宣传教育培训制度编制要点

（1）编制职业病防治宣传教育培训制度的目的、依据。

（2）确定职业病防治宣传教育培训工作的负责部门、责任人。

（3）明确职业病防治宣传教育培训内容、人员范围、时间，以及全年教育培训累计时间。

（4）明确职业病防治宣传教育培训不合格人员再培训要求。

（5）确定职业病防治宣传教育培训档案的内容及保存备档期限。

（五）职业病防护设施维护检修制度

1. 防护设施设置原则

（1）职业病防护设施，是指以控制或者消除生产过程中产生的职业病危害因素为目的，采用通风净化系统或者采用吸除、阻隔等设施以阻止职业病危害因素对劳动者健康影响的装置和设备。

（2）用人单位存在职业病危害因素的，应当对有职业病危害因素的作业环境采取有效的职业病防护设施，保障劳动者工作环境的职业病危害因素浓度（强度）符合国家职业卫生标准和要求。

2. 建立职业病防护设施管理责任制

（1）职业病防护设施管理责任制，是指用人单位应当指定职业病防护设施管理机构或者组织，配备专（兼）职职业病防护设施管理员，制定并实施职业病防护设施管理规章制度，制定定期对职业病防护设施的运行和防护效果进行检查的制度。

（2）用人单位对职业病防护设施应当建立职业病防护设施技术管理档案，包括职业病防护设施的技术文件（设计方案、技术图纸、各种技术参数等），职业病防护设施检测、评价和鉴定资料，职业病防护设施的操作规程和管理制度，使用、检查和日常维修保养记录等。

3. 防护设施日常检查、维护和保养

（1）用人单位应当对职业病防护设施进行定期或不定期的检查、维修、保养，保

证职业病防护设施正常运转。每年应当对职业病防护设施的效果进行综合性检测，评定职业病防护设施对职业病危害因素的控制效果。

（2）用人单位应当对劳动者进行职业病防护设施性能、操作规程、使用要求等相关知识的培训，指导劳动者正确使用职业病防护设施。

（3）用人单位不得擅自拆除或停用职业病防护设施。如因检修而需要拆除的，应当采取临时防护措施，并向劳动者配发个人使用的职业病防护用品，检修后应及时恢复原状。

4. 职业病防护设施维护检修制度编制要点

（1）编制职业病防护设施管理制度的目的、依据。

（2）确定职业病防护设施管理工作的负责部门、责任人。

（3）明确职业病防护设施的名称、所在场所及部位。

（4）明确职业病防护设施的专职维护检修人员。

（5）明确职业病防护设施的性能、操作规程和维护检修注意事项。

（6）明确职业病防护设施的维护检修周期。

（7）明确职业病防护设施发生故障时应采取的临时措施和上报有关事项。

（六）个人使用的职业病防护用品管理制度

1. 个人使用的职业病防护用品基本要求

（1）个人使用的职业病防护用品（以下简称“个人防护用品”），是指为保障劳动者在职业活动中免受职业病危害因素对其健康的影响，对机体暴露在有职业病危害因素的作业环境的部位，采用相应保护措施的防护用品。

（2）用人单位存在职业病危害因素的，应当为接触职业病危害因素的劳动者提供符合国家标准和卫生要求的个人防护用品。

（3）应当建立个人防护用品管理责任制度，配备专（兼）职个人防护用品管理员，定期对个人防护用品的使用情况进行检查，督促劳动者正确使用个人防护用品。

2. 正确选择个人防护用品

用人单位应当确保选用的个人防护用品能够控制职业病危害因素对劳动者健康的损害，应当确保向劳动者配发足够数量的个人防护用品，应当对劳动者进行使用方法、性能和使用要求等相关知识的培训，指导劳动者正确使用个人防护用品。

3. 个人防护用品管理制度编制要点

（1）编制个人防护用品管理制度的目的、依据。

（2）确定个人防护用品管理工作的负责部门、责任人。

（3）按照职业病危害场所、岗位及工序，明确个人防护用品的种类、规格、型号。

（4）明确个人防护用品有效使用期限。

（5）明确购买个人防护用品的单位。

（七）职业病危害监测及评价管理制度

职业病危害因素监测，是指有计划周期性或连续性对工作场所职业病危害因素进行检测的工作过程。检测只是实现监测过程的一项技术工作。用人单位应当建立职业病危害因素监测及评价管理制度，包括用人单位自己开展的周期性日常检测和委托具备资质的职业卫生技术服务机构对其所有工作场所的全部职业病危害因素进行的检测、评价。

1. 检测与评价要求

（1）用人单位每年至少委托具备资质的职业卫生技术服务机构对其存在职业病危害因素的工作场所进行一次全面检测。职业病危害严重的用人单位，每三年还应进行一次职业病危害现状评价。

（2）需要检测的职业病危害因素应包括《职业病危害因素分类目录》中所列的职业病危害因素，以及国家职业卫生标准中有职业接触限值及检测方法的职业病危害因素。

（3）定期检测范围应当包含用人单位产生职业病危害的全部工作场所，用人单位不得要求职业卫生技术服务机构仅对部分职业病危害因素或部分工作场所进行指定检测。在收到定期检测报告后一个月之内，用人单位应当将定期检测结果向所在地安全生产监督管理部门报告，同时向劳动者公布。

2. 检测结果的处理

（1）一次定期检测结果符合国家职业接触限值并不意味着在一个检测周期内均处于该水平，因此，用人单位还需要强化日常监测工作，注意职业病危害因素的变化，及时采取处理措施。

（2）定期检测结果中职业病危害因素浓度或强度超过职业接触限值的，用人单位应结合本单位的实际情况，制定切实有效的整改方案，立即进行整改。整改落实情况应有明确的记录并存入职业卫生档案备查。

3. 职业病危害监测及评价管理制度编制要点

（1）编制职业病危害监测及评价管理制度的目的、依据。

（2）确定职业病危害监测及评价管理的负责部门、责任人。

（3）明确职业病危害因素的检测人员、检测场所、检测周期、检测标准和依据、检测内容、检测设备、检测方法和检测要求。

（4）明确对职业病危害因素检测后的评价分析，评价结果，预防、整改和治理措施的要求。

（5）明确作业场所职业病危害因素检测结果的公布地点及事宜。

（八）建设项目职业卫生“三同时”管理制度

1. 建设项目职业卫生“三同时”基本要求

（1）可能产生职业病危害的建设项目，是指存在或者产生《职业病危害因素分类目录》所列职业病危害因素的建设项目，包括新建、改建、扩建和技术改造、技术引进的建设项目。

（2）用人单位对可能产生职业病危害的建设项目，应当进行职业病危害预评价、职业病防护设施设计、职业病危害控制效果评价及相应的评审，组织职业病防护设施验收，建立、健全建设项目职业卫生管理制度与档案。

2. 建设项目职业卫生“三同时”管理制度编制要点

（1）编制职业卫生“三同时”管理制度的目的、依据。

（2）职业卫生“三同时”工作的范围和内容。

（3）明确职业卫生“三同时”工作的分类管理。

（九）劳动者职业健康监护及其档案管理制度

1. 职业健康监护

职业健康监护是以预防为目的，根据劳动者的职业接触史，通过定期或不定期的医学健康检查和健康相关资料的收集，连续性地监测劳动者的健康状况，分析劳动者健康变化与所接触的职业病危害因素的关系，并及时地将健康检查和建康相关资料分析结果报告给用人单位和劳动者本人，以便及时采取干预措施，保护劳动者健康的工作过程。

2. 职业健康检查

职业健康检查是职业健康监护的重要内容和主要资料来源，职业健康检查包括上岗前、在岗期间、离岗时的健康检查。

3. 建立职业健康监护制度

用人单位应当建立、健全劳动者职业健康监护制度，依法落实职业健康监护工作。用人单位是职业健康监护工作的责任主体，其主要负责人对本单位职业健康监护工作全面负责。

4. 劳动者职业健康监护及其档案管理制度编制要点

（1）编制劳动者职业健康监护档案管理制度的目的、依据。

（2）明确劳动者职业健康监护档案工作的负责部门、责任人。

（3）明确劳动者职业健康监护档案的文件、资料及有关记录。

（4）按照规定明确劳动者职业健康监护档案妥善留档的保存期限。

（5）明确劳动者离开用人单位时，索取本人职业健康监护档案的有关规定。

（十）职业病危害事故处置与报告制度

1. 基本要求

（1）职业病危害事故一般是指存在于工作场所的职业病危害因素由于某种意外原因，发生失控、防护失效或高浓（强）度接触等对劳动者造成突发的职业性损害。

（2）用人单位应当建立职业病危害事故处置与报告制度，在事故发生时，能够立即采取紧急措施，停止导致职业病危害事故的作业，控制事故现场，防止事态扩大，把事故危害降到最低限度；疏通应急撤离通道，撤离作业人员，组织泄险；保护事故现场，保留导致职业病危害事故的材料、设备和工具等；对遭受或者可能遭受急性职业病危害的劳动者，及时组织救治，进行健康检查和医学观察；按规定及时报告所在地安全生产监督管理部门和有关部门；配合安全生产监督管理部门组织调查处理，按要求如实提供事故发生情况、有关材料和样品；落实安全生产监督管理部门、卫生行政部门及其他有关部门要求采取的其他措施等。

2. 职业病危害事故处置与报告制度编制要点

（1）制定职业病危害事故处置与报告制度的目的、依据。

（2）明确职业病危害事故处置与报告的负责部门、责任人。

（3）明确职业病危害事故处置与报告流程。

（4）明确职业病危害事故处置与报告的文件、资料及有关记录。

（十一）职业病危害应急救援与管理制度

1. 基本要求

（1）用人单位应建立、健全职业病危害应急管理制度，强化全员责任制和岗位责任制；要建立应急救援队伍的协调联动和快速响应机制，加强对应急救援队伍、装备、物资储备和值班值守的检查。

（2）要开展职业病危害风险评估，修订完善本单位应急预案和专项应急预案，制定重点岗位和重要部位现场应急处置方案。

（3）要积极开展应急预案的培训和演练，提高事故先期处置和自救互救能力。发生事故或险情后，要能够立即开展处置工作，迅速组织疏散人员，并立即向当地政府和有关部门报告。

2. 职业病危害应急救援与管理制度编制要点

（1）制定职业病危害应急救援与管理制度的目的、依据。

（2）明确职业病危害应急救援的负责机构、责任人。

（3）明确职业病危害的目标分布。

（4）明确职业病危害应急救援的处置流程。

（5）明确职业病危害应急救援的文件、资料及有关记录。

（十二）岗位职业卫生操作规程

1. 基本要求

岗位职业卫生操作规程应经科学论证，并与岗位职责相对应。其内容应包括职业卫生防护的内容，可以采用张贴或其他方式，方便劳动者了解、提示劳动者遵守。

2. 岗位职业卫生操作规程编制要点

（1）岗位及性质。

（2）各岗位存在的职业病危害因素、产生原因、防护措施、应急处置措施、本岗位安全操作程序和维护注意事项。

（3）涉及职业病危害的岗位均应编制相关操作规程。

3. 岗位职业卫生操作规程编写时应参考以下资料

（1）用人单位购买的可能产生职业病危害的设备中，应有中文说明书，在醒目位置设置有警示标识和中文警示说明。警示说明应载明设备性能、可能产生的职业病危害、安全操作和维护注意事项、职业病危害防护措施等内容。

（2）用人单位购买的可能产生职业病危害的化学品等材料中，应有中文说明书，说明书应载明产品特性、主要成分、存在的有害因素、可能产生的危害后果、安全使用注意事项、职业病危害防护和应急处置措施等内容。可能产生职业病危害的化学品等材料的产品包装应有警示标识和中文警示说明。

（十三）法律、法规、规章规定的其他职业病防治制度

1. 编制要点包括符合国家有关职业病防治的法律、法规、规章等制度的要求。

2. 应与整个规章制度体系下的其他制度内容协调一致。

3. 符合用人单位的现状，具有可操作性。

4. 定期复审各项规章制度，确定其有效合法。

二、建立、健全职业卫生档案

职业卫生档案是职业病防治过程的真实记录和反映，也是行政执法的重要参考依据。用人单位应建立职业卫生档案，指定专（兼）职人员负责，并应对档案的借阅做出规定。

职业卫生档案主要内容包括：用人单位职业卫生基本情况，生产工艺流程，所使用的原辅材料名称及用量，产品、副产品、中间产品产量，职业病危害因素动态监测结果及其汇总，职业健康监护结果，职业病病人档案和职业病防护设施运转及维护档案等。

（一）职业卫生档案的内容要求

职业卫生档案应包括以下资料：

1. 职业病防治责任制文件。

2. 职业卫生管理规章制度、操作规程。

3. 工作场所职业病危害因素种类清单、岗位分布以及劳动者接触情况等资料。

4. 职业病防护设施、应急救援设施基本信息，以及其配置、使用、维护、检修与

更换等记录。

5. 工作场所职业病危害因素检测、评价报告与记录。

6. 个人使用的职业病防护用品配备、发放、维护与更换等记录。

7. 主要负责人、职业卫生管理人员和职业病危害严重工作岗位的劳动者等相关人员职业卫生培训资料。

8. 职业病危害事故报告与应急处置记录。

9. 劳动者职业健康检查结果汇总资料，存在职业禁忌证、职业健康损害或者职业病的劳动者处理和安置情况记录。

10. 建设项目职业卫生“三同时”有关技术资料，以及其备案、审核、审查、验收等有关回执或者批复文件。

11. 职业卫生安全许可证申领、职业病危害项目申报等有关回执或者批复文件。

12. 其他有关职业卫生管理的资料或者文件。

（二）职业卫生档案的管理

用人单位职业卫生档案，是指用人单位在职业病危害防治和职业卫生管理活动中形成的，能够准确、完整地反映本单位职业卫生工作全过程的文字、图纸、照片、报表、音像资料、电子文档等文件材料。

1. 用人单位应建立、健全职业卫生档案，并具体分为七大类进行管理。

（1）建设项目职业卫生“三同时”档案。

（2）职业卫生管理档案。

（3）职业卫生宣传培训档案。

（4）职业病危害因素监测与检测评价档案。

（5）用人单位职业健康监护管理档案。

（6）劳动者个人职业健康监护档案。

（7）法律、行政法规、规章要求的其他资料文件。

2. 职业卫生档案保管要求

（1）职业卫生档案中某项档案材料较多或者与其他档案交叉的，可在档案中注明其保存地点。

（2）用人单位应设立档案室或指定专门的区域存放职业卫生档案，并指定专门机构和专（兼）职人员负责管理。

（3）用人单位应做好职业卫生档案的归档工作，按年度或建设项目进行案卷归档，及时编号登记，入库保管。

（4）用人单位要严格职业卫生档案的日常管理，防止出现遗失。

（5）职业卫生监管部门查阅或者复制职业卫生档案材料时，用人单位必须如实提供。

（6）用人单位发生分立、合并、解散、破产等情形的，职业卫生档案应按照国家档案管理的有关规定移交保管。

3. 提供档案的相关规定

（1）用人单位应为存在劳动关系的劳动者（含临时工）建立职业健康监护档案。劳动者离开用人单位时，有权索取本人职业健康监护档案复印件，用人单位应如实、无偿提供，并在所提供的复印件上签章。

（2）劳动者在申请职业病诊断、鉴定时，用人单位应如实提供职业病诊断、鉴定所需的劳动者职业病危害接触史、工作场所职业病危害因素检测结果和职业健康检查结果等资料。

第二章 用人单位工作场所职业卫生管理

第一节 前期预防

所谓前期预防，是指用人单位在设立工作场所时，应当预先采取控制措施并配备职业病防护设施，以使工作场所的职业病危害因素浓度（或强度）达到国家职业卫生标准和卫生要求，同时还要求其生产布局应将有害与无害作业分开，应配有更衣间、洗浴间、孕妇休息间等卫生设施。使用的设备、工具、用具等也应符合劳动者的生理、心理健康要求。为达到前期预防的目的，用人单位应该做好以下几项重点工作：

一是向安全生产监督管理部门申报职业病危害项目。

二是新建、改建、扩建建设项目和技术改造、技术引进项目（以下统称建设项目）可能产生职业病危害的，建设单位在可行性论证阶段应当进行职业病危害预评价。

三是建设项目的职业病防护设施所需费用应当纳入建设项目工程预算，并与主体工程同时设计，同时施工，同时投入生产和使用。

四是建设项目在竣工验收前，建设单位应当进行职业病危害控制效果评价。

一、申报职业病危害项目

职业病危害项目申报工作是安全生产监督管理部门履行职业卫生监管职责的重要内容，也是预防和减少职业病危害、加强职业卫生监管的基础保障，其主要目的是引导用人单位了解和掌握本单位存在职业病危害的真实情况，有针对性地对劳动者进行防护，减少职业病的发生，便于监管部门了解掌握本辖区存在职业病危害的基本情况，实现有效管控。

《职业病防治法》第十六条明确规定：国家建立职业病危害项目申报制度；用人单位工作场所存在职业病目录所列职业病的危害因素的，应当及时、如实向所在地安全生产监督管理部门申报危害项目，接受监督。

《职业病危害项目申报办法》对用人单位申报职业病危害项目做出了如下具体要求：

（一）用人单位（煤矿除外）工作场所存在职业病目录所列职业病的危害因素的，应当及时、如实向所在地安全生产监督管理部门申报危害项目，并接受安全生产监督管理部门的监督管理。

（二）《职业病危害项目申报办法》中所称职业病危害项目，是指存在职业病危害因素的项目；职业病危害因素按照《职业病危害因素分类目录》确定。

（三）职业病危害项目申报工作实行属地分级管理的原则。

1. 中央用人单位、省属用人单位及其所属用人单位的职业病危害项目，向其所在地设区的市级人民政府安全生产监督管理部门申报。

2. 上述规定以外的其他用人单位的职业病危害项目，向其所在地县级人民政府安全生产监督管理部门申报。

3. 职业病危害项目申报表格式见表 2—1，一定要按照填表说明填写。

表 2—1　　职业病危害项目申报表

单位：（盖章）　　主要负责人：　　日期：

<table>
<tr><td colspan="2">申报类别</td><td colspan="2">初次申报○　变更申报○</td><td>变更原因</td><td colspan="2"></td></tr>
<tr><td colspan="2">单位注册地址</td><td colspan="2"></td><td>工作场所地址</td><td colspan="2"></td></tr>
<tr><td colspan="2">用人单位类型</td><td colspan="2">大○中○小○微○</td><td>行业分类</td><td colspan="2"></td></tr>
<tr><td colspan="2">法定代表人</td><td colspan="2"></td><td>联系电话</td><td colspan="2"></td></tr>
<tr><td colspan="2" rowspan="2">职业卫生管理机构</td><td colspan="2" rowspan="2">有○　无○</td><td rowspan="2">职业卫生管理人员数</td><td>专职</td><td></td></tr>
<tr><td>兼职</td><td></td></tr>
<tr><td colspan="2">劳动者总人数</td><td colspan="2"></td><td>职业病累计人数</td><td colspan="2"></td></tr>
<tr><td rowspan="5">职业病危害因素种类</td><td colspan="2">粉尘类　有○　无○</td><td>接触人数</td><td></td><td colspan="2" rowspan="5">接触职业病危害总人数：</td></tr>
<tr><td colspan="2">化学物质类　有○　无○</td><td>接触人数</td><td></td></tr>
<tr><td colspan="2">物理因素类　有○　无○</td><td>接触人数</td><td></td></tr>
<tr><td colspan="2">放射性物质类　有○　无○</td><td>接触人数</td><td></td></tr>
<tr><td colspan="2">其他　有○　无○</td><td>接触人数</td><td></td></tr>
</table>

续表

	作业场所名称	职业病危害因素名称	接触人数（可重复）	接触人数（不重复） 因素人数
职业病危害因素分布情况	（作业场所 1）			
		……		
	（作业场所 2）			
		……		
	……			
		……		
	合计			

二、建设项目职业病防护设施“三同时”有关工作内容

国家安全监管总局办公厅在《关于贯彻落实〈建设项目职业病防护设施“三同时”监督管理办法〉的通知》（安监总厅安健〔2017〕37 号）中，编制了建设项目职业病防护设施“三同时”评审（验收）工作程序，要求建设单位组织建设项目职业病危害预评价、职业病防护设施设计、职业病危害控制效果评价的评审和职业病防护设施验收，按照《建设项目职业病防护设施“三同时”评审（验收）工作程序》进行，具体要求如下：

（一）准备阶段

1. 在有关评价、设计已完成或职业病防护设施验收条件成熟的情况下，建设单位应当组织制定相关评审（验收）工作方案，明确主持评审（验收）相关负责人及任务分工。建设单位主要负责人应当主持评审（验收）工作，如因特殊情况无法参加的，由其书面授权指定有关负责人主持评审（验收）工作。建设单位应提前邀请参与评审（验收）的人员，并根据不同阶段的要求通知有关评价、设计、施工和监理单位参会。

建设单位应当在职业病防护设施验收前 20 日将验收方案向管辖该建设项目的安全生产监督管理部门进行书面报告。验收方案报告格式见表 2—2。

表 2—2　　　　建设项目职业病防护设施验收方案

<table>
<tr><td colspan="2">建设项目地址</td><td colspan="4"></td></tr>
<tr><td colspan="2">建设项目性质</td><td colspan="4">新建□ 改建□ 扩建□ 技术改造□ 技术引进□</td></tr>
<tr><td colspan="2">建设单位法人</td><td colspan="2"></td><td>项目负责人</td><td></td></tr>
<tr><td colspan="2">总投资情况</td><td colspan="4">总投资　　万元，其中职业病防护设施实际投资　　万元。</td></tr>
<tr><td colspan="2" rowspan="2">职业病危害预评价执行情况</td><td>报告编制单位</td><td></td><td>联系人及联系电话</td><td></td></tr>
<tr><td>评审时间</td><td colspan="3"></td></tr>
<tr><td colspan="2" rowspan="2">职业病防护设施设计执行情况</td><td>设计单位</td><td></td><td>联系人及联系电话</td><td></td></tr>
<tr><td>评审时间</td><td></td><td></td><td></td></tr>
<tr><td colspan="6">职业病危害控制效果评价报告情况</td></tr>
<tr><td colspan="2">职业病危害控制
效果评价报告编制单位</td><td colspan="2"></td><td>联系人及联系电话</td><td></td></tr>
<tr><td colspan="2">建设项目职业病危害风险分类</td><td colspan="4">一般□　较重□　严重□</td></tr>
<tr><td colspan="2">建设项目概况（包括建设内容、主要原材料与工艺、工作制度、劳动定员、试运行情况，以及控制效果评价报告描述的产生职业病危害因素种类、接触人数、检测超标等情况）</td><td colspan="4">1. 建设内容
2. 主要原辅材料
3. 主要工艺
4. 工作制度与劳动定员
5. 试运行情况简介
6. 产生的职业病危害因素种类及接触人数
7. 职业病危害因素检测超标情况</td></tr>
<tr><td colspan="6">职业病防护设施验收安排</td></tr>
<tr><td colspan="2">验收具体时间</td><td></td><td>验收地点</td><td colspan="2"></td></tr>
<tr><td colspan="6">拟定参加职业病防护设施验收人员与职责分工</td></tr>
<tr><td>类别</td><td>姓名</td><td>单位</td><td>职务/职称</td><td colspan="2">工作内容、责任</td></tr>
<tr><td rowspan="5">评审、验收组成员</td><td></td><td></td><td></td><td colspan="2" rowspan="5">负责评价报告评审和职业病防护设施验收：审核职业病危害控制效果评价报告，审阅相关资料，现场检查职业病防护设施和措施落实情况，并形成评审和验收意见</td></tr>
<tr><td></td><td></td><td></td></tr>
<tr><td></td><td></td><td></td></tr>
<tr><td></td><td></td><td></td></tr>
<tr><td></td><td></td><td></td></tr>
<tr><td rowspan="5">建设单位人员</td><td></td><td></td><td></td><td colspan="2" rowspan="5">由建设单位主要负责人或指定的负责人组织评审与验收总体工作：介绍建设项目基本情况及试生产情况，资料档案的准备，职业病防护设施现场核查的陪同，并负责按评审和验收意见组织落实整改</td></tr>
<tr><td></td><td></td><td></td></tr>
<tr><td></td><td></td><td></td></tr>
<tr><td></td><td></td><td></td></tr>
<tr><td></td><td></td><td></td></tr>
<tr><td rowspan="3">设计单位人员</td><td></td><td></td><td></td><td colspan="2" rowspan="3">负责建设项目职业病防护设施设计情况的汇报和答疑，并按评审意见对设计进行修改</td></tr>
<tr><td></td><td></td><td></td></tr>
<tr><td></td><td></td><td></td></tr>
</table>

续表

<table>
<tr><th colspan="5">拟定参加职业病防护设施验收人员与职责分工</th></tr>
<tr><th>类别</th><th>姓名</th><th>单位</th><th>职务/职称</th><th>工作内容、责任</th></tr>
<tr><td rowspan="3">施工单位人员</td><td></td><td></td><td></td><td rowspan="3">负责建设项目职业病防护设施施工情况的汇报和答疑</td></tr>
<tr><td></td><td></td><td></td></tr>
<tr><td></td><td></td><td></td></tr>
<tr><td rowspan="3">监理单位人员</td><td></td><td></td><td></td><td rowspan="3">负责建设项目职业病防护设施施工监理过程的汇报和答疑</td></tr>
<tr><td></td><td></td><td></td></tr>
<tr><td></td><td></td><td></td></tr>
<tr><td rowspan="3">评价单位人员</td><td></td><td></td><td></td><td rowspan="3">负责职业病危害控制效果评价报告的汇报、答疑，并按评审意见进行报告修改</td></tr>
<tr><td></td><td></td><td></td></tr>
<tr><td></td><td></td><td></td></tr>
<tr><td colspan="5">建设单位意见：
同意本验收方案向安全生产监督管理部门上报。

建设单位主要负责人（签名）：　　　　（单位公章）
年　　月　　日</td></tr>
</table>

2. 建设单位邀请参与评审（验收）的职业卫生专业技术人员主要是指以下三类人员：

（1）各级安全生产监督管理部门专家库的职业卫生专家。

（2）熟悉职业卫生法律、法规、技术标准和相关工艺、职业病防护设施，从事职业卫生管理、有关工程、技术工作且具有中级及以上专业技术职称的人员。

（3）具有职业病危害检测与评价、职业健康监护等相关专业经验的注册安全工程师。

属于职业病危害严重的建设项目，其建设单位主要负责人或其指定的负责人应当组织外单位（即不属于本建设单位）的职业卫生专业技术人员参加评审（验收）工作。

建设单位应当由 3 名以上（总人数为单数）职业卫生专业技术人员组成评审（验收）组。与建设项目建设单位、评价单位、设计单位、施工单位或者监理单位等相关单位存在直接利害关系的人员不能作为评审（验收）组成员。

建设单位组织职业病防护设施“三同时”与安全设施“三同时”一并评审（验收）时，评审（验收）组成员中职业卫生专业技术人员不得少于 3 人。

3. 按拟定时间、地点召开评审（验收）会议，参会人员在签到表上签字，建设单位负责人致辞，介绍参加会议人员及评审（验收）工作的议程。

4. 主持人宣布评审（验收）组成员，并推选出评审（验收）组组长。

（二）评审（验收）阶段

1. 评审（验收）的技术工作交由评审（验收）组组长主持，评审（验收）实行组长负责制。

2. 建设、评价、设计等单位介绍有关情况

（1）建设单位负责人介绍建设项目概况；职业病防护设施验收时，建设单位负责人还应当介绍职业病防护设施建设及试运行、落实各项职业病危害防治管理措施等情况。

（2）报告编制单位或设计单位有关人员汇报本建设项目评价报告的编制情况、职业病防护设施设计情况及主要内容。

（3）评审（验收）组成员应当根据《建设项目职业病防护设施“三同时”监督管理办法》及相关标准要求对评价报告或设计进行逐项评审；验收时，组织评审（验收）组成员查看现场、审阅职业病防护设施验收资料，并逐项核查。

（4）评审（验收）组成员根据《建设项目职业病防护设施“三同时”监督管理办法》及相关标准要求、查阅相关资料或者现场查看情况等进行质询。有关单位人员针对质询内容进行说明。

（5）评审（验收）组进行充分讨论，组长综合统筹各成员的个人意见和结论，最终形成评审组评审（验收）意见。

（三）总结阶段

1. 再次召集全体会议，由评审（验收）组组长宣布评审（验收）意见和结论。

2. 建设项目相关各方对评审（验收）意见和结论进行确认。

3. 建设单位负责人对下一步整改工作进行部署。

依照评审意见和验收意见，建设单位组织开展建设项目评价报告、设计的修改完善以及职业病防护设施整改，并请评审（验收）组成员进行复核和签字确认。

建设单位应当将职业病危害评价、设计和职业病防护设施验收工作过程形成书面报告备查，其中职业病危害严重的建设项目应当在验收完成之日起 20 日内向管辖该建设项目的安全生产监督管理部门提交书面报告。建设项目职业病危害控制效果评价和职业病防护设施验收工作过程报告格式见表 2—3。

表 2—3　　职业病危害控制效果评价和职业病防护设施验收工作过程报告

<table>
<tr><td>建设项目地址</td><td colspan="5"></td></tr>
<tr><td>建设项目性质</td><td colspan="5">新建□　改建□　扩建□　技术改造□　技术引进□</td></tr>
<tr><td>建设单位法人</td><td colspan="2"></td><td>项目负责人</td><td colspan="2"></td></tr>
<tr><td>投资情况</td><td colspan="5">实际总投资　万元，其中职业病防护设施投资　　万元</td></tr>
<tr><td rowspan="2">职业病危害控制效果评价报告</td><td>编制单位</td><td colspan="4"></td></tr>
<tr><td>评审时间</td><td></td><td>联系人及联系电话</td><td colspan="2"></td></tr>
<tr><td>职业病防护设施验收</td><td>验收时间</td><td colspan="4"></td></tr>
<tr><td>建设项目职业病危害风险分类</td><td colspan="5">一般□　　较重□　　严重□</td></tr>
<tr><td>12 项管理措施落实情况</td><td>已落实项</td><td></td><td>未落实项</td><td colspan="2"></td></tr>
<tr><td>建设项目接触职业病危害人数</td><td></td><td>上岗前职业健康检查人数</td><td></td><td>发现职业禁忌人数</td><td></td></tr>
</table>

职业病危害因素检测超标情况

序号	岗位名称	职业病危害因素名称	检测结果	限值标准

职业病防护设施设置情况

序号	设施名称	设施型号	性能参数	数量	设置位置

建设单位承诺

我单位组织了本项目职业病危害控制效果评价报告的评审和职业病防护设施的验收，结果真实有效，符合相关法律、法规和标准的要求，并按要求对职业病危害控制效果评价和职业病防护设施验收信息进行了公示。

同时，我单位已按评审、验收意见整改完毕，并承诺确保职业病防护设施、职业卫生管理措施的有效性，确保本项目职业病危害防治工作符合相关法律、法规和标准的要求。

建设单位主要负责人：(签字)　　　　(加盖公章处)

年　　月　　日

报告编制人：　　　　编制时间：　　　　联系电话：

注：建设单位可按实际情况增加相关内容，另需附上控制效果评价报告评审及职业病防护设施竣工验收人员签名表影印件、职业病危害控制效果评价报告评审意见影印件、职业病防护设施竣工验收意见影印件、评审和验收意见整改情况说明影印件。

(四) 信息公示

1. 信息公示要求

除国家保密的建设项目外，产生职业病危害的建设单位应当通过公告栏、网站等方式及时公布建设项目职业病危害预评价、职业病防护设施设计、职业病危害控制效果评价的承担单位、评价结论、评审时间及评审意见，以及职业病防护设施验收时间、验收方案和验收意见等信息，供本单位劳动者和安全生产监督管理部门查询。建设项目职业病防护设施“三同时”工作公示信息表见表2—4。

表2—4　　建设项目职业病防护设施“三同时”工作公示信息表

<table>
<tr><td>项目名称</td><td colspan="3"></td></tr>
<tr><td>项目地址</td><td colspan="3"></td></tr>
<tr><td>项目性质</td><td colspan="3">新建□　改建□　扩建□　技术改造□　技术引进□</td></tr>
<tr><td>项目负责人</td><td></td><td>联系电话</td><td></td></tr>
<tr><td>公示信息类别</td><td colspan="3">职业病危害预评价□
职业病防护设施设计□
控制效果评价与职业病防护设施验收□</td></tr>
<tr><td>评价报告编制单位或职业病防护设施设计单位</td><td></td><td>联系人及联系电话</td><td></td></tr>
<tr><td colspan="4">评审（验收）情况（包括评审验收时间、主持人、评审验收人员、评价结论、评审及验收意见等）：</td></tr>
<tr><td colspan="4">评审（验收）意见的整改落实情况：</td></tr>
</table>

制表人：　　　　制表日期：　　　　联系电话：

2. 工作流程要求

建设项目职业病防护设施“三同时”工作流程图如图2—1所示。

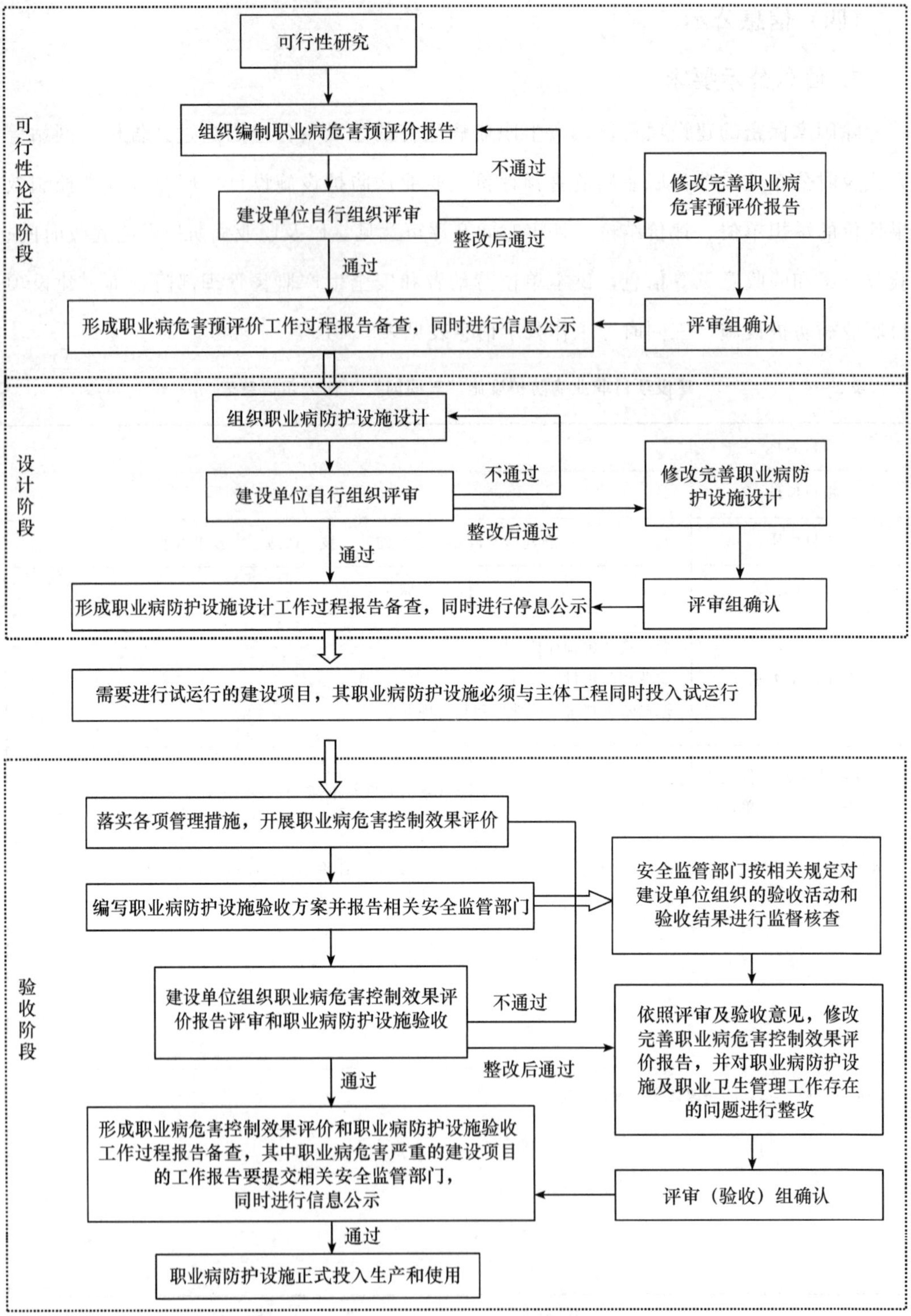

可行性论证阶段

可行性研究

组织编制职业病危害预评价报告

建设单位自行组织评审

不通过

整改后通过

修改完善职业病危害预评价报告

通过

评审组确认

形成职业病危害预评价工作过程报告备查，同时进行信息公示

设计阶段

组织职业病防护设施设计

建设单位自行组织评审

不通过

整改后通过

修改完善职业病防护设施设计

通过

评审组确认

形成职业病防护设施设计工作过程报告备查，同时进行停息公示

需要进行试运行的建设项目，其职业病防护设施必须与主体工程同时投入试运行

验收阶段

落实各项管理措施，开展职业病危害控制效果评价

编写职业病防护设施验收方案并报告相关安全监管部门

安全监管部门按相关规定对建设单位组织的验收活动和验收结果进行监督核查

建设单位组织职业病危害控制效果评价报告评审和职业病防护设施验收

不通过

整改后通过

依照评审及验收意见，修改完善职业病危害控制效果评价报告，并对职业病防护设施及职业卫生管理工作存在的问题进行整改

通过

评审（验收）组确认

形成职业病危害控制效果评价和职业病防护设施验收工作过程报告备查，其中职业病危害严重的建设项目的工作报告要提交相关安全监管部门，同时进行信息公示

通过

职业病防护设施正式投入生产和使用

图 2—1　建设项目职业病防护设施“三同时”工作流程图

三、建设项目职业病危害预评价

建设项目职业病危害预评价，是指对于可能产生职业病危害的建设项目，在可行性论证阶段，对其可能产生的职业病危害因素、危害程度、对劳动者健康的影响、防护措施等进行预测性卫生学分析与评价，确定建设项目的职业病防治方面的可行性，为职业病危害分类管理提供科学依据。

（一）建设项目职业病危害预评价基本要求

根据《职业病防治法》的规定，新建、扩建、改建建设项目和技术改造、技术引进项目（以下统称建设项目）可能产生职业病危害的，建设单位在可行性论证阶段应当进行职业病危害预评价。医疗机构建设项目可能产生放射性职业病危害的，建设单位应当向卫生行政部门提交放射性职业病危害预评价报告。卫生行政部门应当自收到预评价报告之日起三十日内，做出审核决定并书面通知建设单位。未提交预评价报告或者预评价报告未经卫生行政部门审核同意的，不得开工建设。

职业病危害预评价报告应当对建设项目可能产生的职业病危害因素及其对工作场所和劳动者健康的影响做出评价，确定危害类别和职业病防护措施。建设项目职业病危害分类管理办法由国务院安全生产监督管理部门制定。

国家安全生产监管总局于2012年5月31日公布了《建设项目职业病危害风险分类管理目录（2012年版）》，该目录按照《国民经济行业分类》（GB/T 4754），对可能存在职业病危害的主要行业进行分类，是指导安全生产监督管理部门实行建设项目职业卫生“三同时”分类监督管理的依据。

（二）建设项目职业病危害预评价报告编写内容和要求

1. 建设项目职业病危害预评价报告编写内容

《建设项目职业病防护设施“三同时”监督管理办法》明确规定，建设项目职业病危害预评价报告应当符合职业病防治有关法律、法规、规章和标准的要求，并包括下列主要内容：

（1）建设项目概况，主要包括项目名称、建设地点、建设内容、工作制度、岗位设置、人员数量等。

（2）建设项目可能产生的职业病危害因素及其对工作场所、劳动者健康的影响和危害程度的分析与评价。

(3) 对建设项目拟采取的职业病防护设施和防护措施进行分析、评价，并提出对策与建议。

(4) 评价结论，包括明确建设项目的职业病危害风险类别，拟采取的职业病防护设施和防护措施是否符合职业病防治有关法律、法规、规章和标准的要求。

2. 建设项目职业病危害预评价评审要求

《建设项目职业病防护设施“三同时”监督管理办法》第十二条规定：职业病危害预评价报告编制完成后，根据建设项目危害程度组织专业技术人员进行评审。

(1) 职业病危害一般或者较重的建设项目，其建设单位主要负责人或其指定的负责人应当组织具有职业卫生相关专业背景的中级及以上专业技术人员或者具有职业卫生相关专业背景的注册安全工程师（以下统称职业卫生专业技术人员）对职业病危害预评价报告进行评审，并形成是否符合职业病防治有关法律、法规、规章和标准要求的评审意见。

(2) 职业病危害严重的建设项目，其建设单位主要负责人或其指定的负责人应当组织外单位职业卫生专业技术人员参加评审工作，并形成评审意见。建设单位应当按照评审意见对职业病危害预评价报告进行修改完善，并对最终的职业病危害预评价报告的真实性、客观性和合规性负责。

(3) 职业病危害预评价工作过程应当形成书面报告备查。职业病危害预评价工作过程书面报告格式见表 2—5。

3. 建设单位不得通过评审情形

《建设项目职业病防护设施“三同时”监督管理办法》规定，建设项目职业病危害预评价报告有下列情形之一的，建设单位不得通过评审：

(1) 对建设项目可能产生的职业病危害因素识别不全，未对工作场所职业病危害对劳动者健康影响与危害程度进行分析与评价的，或者评价不符合要求的。

(2) 未对建设项目拟采取的职业病防护设施和防护措施进行分析、评价，对存在的问题未提出对策措施的。

(3) 建设项目职业病危害风险分析与评价不正确的。

(4) 评价结论和对策措施不正确的。

(5) 存在不符合职业病防治有关法律、法规、规章和标准规定的其他情形的。

4. 建设项目职业病危害预评价报告通过评审后，建设项目的生产规模、工艺等发

表 2—5　　　　建设项目职业病危害预评价工作过程报告

<table>
<tr><td colspan="2">建设项目地址</td><td colspan="4"></td></tr>
<tr><td colspan="2">建设项目性质</td><td colspan="4">新建□　改建□　扩建□　技术改造□　技术引进□</td></tr>
<tr><td colspan="2">建设单位法人</td><td colspan="2"></td><td>项目负责人</td><td></td></tr>
<tr><td colspan="2" rowspan="2">职业病危害预评价报告</td><td>编制单位</td><td colspan="3"></td></tr>
<tr><td>评审时间</td><td></td><td>联系人及联系电话</td><td></td></tr>
<tr><td colspan="2">建设项目职业病危害风险分类</td><td colspan="4">一般□　较重□　严重□</td></tr>
<tr><td colspan="6">建设项目职业病危害预评价主要内容</td></tr>
<tr><td>车间</td><td>岗位</td><td>主要职业病危害因素种类</td><td>预期接触人数</td><td>预期接触水平范围及是否超标</td><td>拟采取的工程控制措施</td></tr>
<tr><td></td><td></td><td></td><td></td><td></td><td></td></tr>
<tr><td></td><td></td><td></td><td></td><td></td><td></td></tr>
<tr><td></td><td></td><td></td><td></td><td></td><td></td></tr>
<tr><td></td><td></td><td></td><td></td><td></td><td></td></tr>
<tr><td></td><td></td><td></td><td></td><td></td><td></td></tr>
<tr><td colspan="6">建设单位承诺
我单位对本建设项目职业病危害预评报告的真实性、客观性和合规性负责，并承担相应的法律责任。我单位已按照相关法规要求对职业病危害预评价报告进行评审，并按评审意见对预评价报告进行修改、完善，确保建设项目投入生产后能满足职业病防治方面法律、法规、标准的要求，并按要求对职业病危害预评价信息进行了公示。
建设单位主要负责人：（签字）　　　　（加盖公章处）
年　　月　　日</td></tr>
</table>

报告编制人：　　　　编制时间：　　　　联系电话：

注：建设单位可按实际情况增加相关内容，另需要附上职业病危害预评价报告评审参加人员签名表、预评价报告评审意见、评审意见修改说明。

生变更导致职业病危害因素发生重大变化的，《建设项目职业病防护设施“三同时”监督管理办法》还做出了应当对变更内容重新进行职业病危害预评价和评审的规定。

四、职业病防护设施设计

建设单位应根据国家职业卫生法律、法规、标准等要求，针对建设项目施工、设备安装调试过程及建成投入生产或使用后可能产生的职业病危害因素，对应该采取的职业病防护设施、职业卫生管理措施等进行设计，并组织职业卫生专业技术人员对该设计进行评审。

建设项目的职业病防护设施所需费用应当纳入建设项目工程预算，并与主体工程同时设计，同时施工，同时投入生产和使用。

（一）职业病防护设施设计主要内容

《建设项目职业病防护设施“三同时”监督管理办法》规定，建设项目职业病防护设施设计应当包括下列内容：

1. 设计依据。

2. 建设项目概况及工程分析。

3. 职业病危害因素分析及危害程度预测。

4. 拟采取的职业病防护设施和应急救援设施的名称、规格、型号、数量、分布，并对防控性能进行分析。

5. 辅助用室及卫生设施的设置情况。

6. 对预评价报告中拟采取的职业病防护设施、防护措施及对策措施采纳情况的说明。

7. 职业病防护设施和应急救援设施投资预算明细表。

8. 职业病防护设施和应急救援设施可以达到的预期效果及评价。

（二）职业病防护设施设计评审要求

《建设项目职业病防护设施“三同时”监督管理办法》第十七条规定，职业病防护设施设计完成后，根据建设项目危害程度进行评价。

1. 属于职业病危害一般或者较重的建设项目，其建设单位主要负责人或其指定的负责人应当组织职业卫生专业技术人员对职业病防护设施设计进行评审，并形成是否符合职业病防治有关法律、法规、规章和标准要求的评审意见。

2. 属于职业病危害严重的建设项目，其建设单位主要负责人或其指定的负责人应当组织外单位职业卫生专业技术人员参加评审工作，并形成评审意见。建设单位应当按照评审意见对职业病防护设施设计进行修改完善，并对最终的职业病防护设施设计的真实性、客观性和合规性负责。

3. 职业病防护设施设计工作过程应当形成书面报告备查。职业病防护设施设计工作过程书面报告格式见表 2—6。

表 2—6　　职业病防护设施设计工作过程书面报告格式

<table>
<tr><td colspan="2">建设项目地址</td><td colspan="4"></td></tr>
<tr><td colspan="2">建设项目性质</td><td colspan="4">新建□ 改建□ 扩建□ 技术改造□ 技术引进□</td></tr>
<tr><td colspan="2">建设单位法人</td><td colspan="2"></td><td>项目负责人</td><td></td></tr>
<tr><td colspan="2">投资情况</td><td colspan="4">总投资　　万元，其中职业病防护设施投资预算　　万元</td></tr>
<tr><td colspan="2" rowspan="2">职业病防护设施设计</td><td>设计单位</td><td colspan="3"></td></tr>
<tr><td>评审时间</td><td></td><td>联系人及联系电话</td><td></td></tr>
<tr><td colspan="6">职业病防护设施设计情况一览表</td></tr>
<tr><td>车间</td><td>设施名称</td><td>设施型号</td><td>设计参数</td><td>数量</td><td>安装位置</td></tr>
<tr><td></td><td></td><td></td><td></td><td></td><td></td></tr>
<tr><td></td><td></td><td></td><td></td><td></td><td></td></tr>
<tr><td></td><td></td><td></td><td></td><td></td><td></td></tr>
<tr><td></td><td></td><td></td><td></td><td></td><td></td></tr>
<tr><td></td><td></td><td></td><td></td><td></td><td></td></tr>
<tr><td colspan="6">建设单位承诺
我单位对本建设项目职业病防护设施设计的真实性、客观性和合规性负责，并承担相应的法律责任。我单位已按照相关法规要求对职业病防护设施设计进行评审，并按评审意见对设计进行修改、完善。我单位将严格按照评审通过的设计和有关规定组织职业病防护设施的采购和施工，确保投产后能满足职业病防治相关法律、法规、标准的要求。我单位已按要求对职业病防护设施设计信息进行了公示。
建设单位主要负责人：(签字)　　（加盖公章处）
年　月　日</td></tr>
</table>

报告编制人：　　编制时间：　　联系电话：

注：建设单位可按实际情况增加相关内容，另需要附上职业病防护设施设计评审参加人员签字表、职业病防护设计评审意见、评审意见修改说明。

(三) 不得通过评审和开工建设的情形

1. 未对建设项目主要职业病危害进行职业病防护设施设计或者设计内容不全的。

2. 职业病防护设施设计未按照评审意见进行修改完善的。

3. 未采纳职业病危害预评价报告中的对策措施，且未作充分论证说明的。

4. 未对职业病防护设施和应急救援设施的预期效果进行评价的。

5. 不符合职业病防治有关法律、法规、规章和标准规定的其他情形的。

(四) 职业病危害风险发生变化的情形

建设项目职业病危害防护设计通过评审后，建设项目的生产规模、工艺等发生变更导致职业病危害风险发生重大变化的，《建设项目职业病防护设施“三同时”监督管理办法》还做出了建设单位应当对变更的内容重新进行职业病防护设施设计和评审的规定。

五、职业病危害控制效果评价与职业病防护设施验收

建设项目职业病危害控制效果评价，是指建设项目完工后或者试运行期间，在竣工验收前对工作场所职业病危害因素、职业病危害程度、职业病防护措施及效果、对劳动者健康的影响等做出的综合性评价。

（一）编制职业病防护设施验收方案

《建设项目职业病防护设施“三同时”监督管理办法》第二十五条规定，建设单位在职业病防护设施验收前，应当编制验收方案。验收方案应当包括下列内容：

1. 建设项目概况和风险类别，职业病危害预评价、职业病防护设施设计执行情况。

2. 参与验收的人员及其工作内容、责任。

3. 验收工作时间安排、程序等。

建设单位应当在职业病防护设施验收前20日将验收方案向管辖该建设项目的安全生产监督管理部门进行书面报告。建设项目职业病防护设施验收方案格式见表2—2。

（二）验收环节要求

1. 评价结论属于职业病危害一般或者较重的建设项目，应当由建设单位主要负责人或其指定的负责人组织职业卫生专业技术人员对职业病危害控制效果评价报告进行评审及对职业病防护设施进行验收，并形成是否符合职业病防治有关法律、法规、规章和标准要求的评审意见和验收意见。

2. 评价结论属于职业病危害严重的建设项目，应当由建设单位主要负责人或其指定的负责人组织外单位职业卫生专业技术人员参加评审和验收工作，并形成评审和验收意见。

3. 建设单位应当按照评审与验收意见对职业病危害控制效果评价报告和职业病防护设施进行整改完善，并对最终的职业病危害控制效果评价报告和职业病防护设施验收结果的真实性、合规性和有效性负责。

4. 建设单位应当将职业病危害控制效果评价和职业病防护设施验收工作过程形成书面报告备查，其中职业病危害严重的建设项目应当在验收完成之日起20日内向管辖

该建设项目的安全生产监督管理部门提交书面报告。职业病危害控制效果评价和职业病防护设施验收工作过程报告书面报告格式见表2—3。

（三）不予验收情形

1. 评价报告内容不符合《建设项目职业病防护设施“三同时”监督管理办法》第二十四条要求的，即建设项目在竣工验收前或者试运行期间，建设单位应当进行职业病危害控制效果评价，编制评价报告。

2. 评价报告未按照评审意见整改的。

3. 未按照建设项目职业病防护设施设计组织施工，且未充分论证说明的。

4. 职业病危害防治管理措施不符合《建设项目职业病防护设施“三同时”监督管理办法》第二十二条要求的，即建设项目投入生产或者使用前，建设单位应当依照职业病防治有关法律、法规、规章和标准的要求采取的职业病危害防治管理措施。

5. 职业病防护设施未按照验收意见整改的。

6. 不符合职业病防治有关法律、法规、规章和标准规定的其他情形的。

六、信息公示

《建设项目职业病防护设施“三同时”监督管理办法》第八条规定，除国家保密的建设项目外，产生职业病危害的建设单位应当通过公告栏、网站等方式及时公布建设项目职业病危害预评价、职业病防护设施设计、职业病危害控制效果评价的承担单位、评价结论、评审时间及评审意见，以及职业病防护设施验收时间、验收方案和验收意见等信息，供本单位劳动者和安全生产监督管理部门查询。建设项目职业病防护设施“三同时”工作公示信息表见表2—4。

七、法律责任

《职业病防治法》第六十九条规定，建设单位违反本法规定，有下列行为之一的，由安全生产监督管理部门和卫生行政部门依据职责分工给予警告，责令限期改正；逾期不改正的，处十万元以上五十万元以下的罚款；情节严重的，责令停止产生职业病危害的作业，或者提请有关人民政府按照国务院规定的权限责令停建、关闭：

（一）未按照规定进行职业病危害预评价的。

（二）医疗机构可能产生放射性职业病危害的建设项目未按照规定提交放射性职业

病危害预评价报告，或者放射性职业病危害预评价报告未经卫生行政部门审核同意，开工建设的。

（三）建设项目的职业病防护设施未按照规定与主体工程同时设计、同时施工、同时投入生产和使用的。

（四）建设项目的职业病防护设施设计不符合国家职业卫生标准和卫生要求，或者医疗机构放射性职业病危害严重的建设项目的职业病防护设施设计未经卫生行政部门审查同意擅自施工的。

（五）未按照规定对职业病防护设施进行职业病危害控制效果评价的。

（六）建设项目竣工投入生产和使用前，职业病防护设施未按照规定验收合格的。

《建设项目职业病防护设施“三同时”监督管理办法》第三十九条规定，建设单位有下列行为之一的，由安全生产监督管理部门给予警告，责令限期改正；逾期不改正的，处10万元以上50万元以下的罚款；情节严重的，责令停止产生职业病危害的作业，或者提请有关人民政府按照国务院规定的权限责令停建、关闭：

（一）未按照本办法规定进行职业病危害预评价的。

（二）建设项目的职业病防护设施未按照规定与主体工程同时设计、同时施工、同时投入生产和使用的。

（三）建设项目的职业病防护设施设计不符合国家职业卫生标准和卫生要求的。

（四）未按照本办法规定对职业病防护设施进行职业病危害控制效果评价的。

（五）建设项目竣工投入生产和使用前，职业病防护设施未按照本办法规定验收合格的。

第二节　工作场所管理

所谓工作场所，是指劳动者进行职业活动、并由用人单位直接或间接控制的所有工作地点。用人单位应当加强职业病防治工作，为劳动者提供符合法律、法规，规章、职业卫生标准和卫生要求的工作环境和条件，并采取有效控制措施保障劳动者的职业健康。

一、工作场所职业卫生要求

工作过程中产生各种职业病危害的用人单位，在设立时除了应当符合《职业病防治法》《工业企业设计卫生标准》（GBZ 1）、《工作场所有害因素接触限值　第 1 部分：化学有害因素》（GBZ 2.1）、《工作场所有害因素接触限值　第 2 部分：物理有害因素》（GBZ 2.2）和《用人单位职业病防治指南》（GBZ/T 225）等法律、法规、标准、规范等规定的设立条件外，其工作场所还应当符合下列职业卫生要求：

（一）职业病危害因素的浓度或者强度符合国家职业卫生标准。

（二）有与职业病危害防护相适应的设施。

（三）生产布局合理，符合有害与无害作业分开的原则。

（四）有配套的更衣间、洗浴间、孕妇休息间等卫生设施。

（五）设备、工具、用具等设施符合保护劳动者生理、心理健康的要求。

（六）法律、行政法规和国务院卫生行政部门、安全生产监督管理部门关于保护劳动者健康的其他要求。

此外，用人单位工作场所存在《职业病危害因素分类目录》所列职业病危害因素的，应当及时、如实地向所在地安全生产监督管理部门申报危害项目，接受监督。

二、工作场所管理

（一）职业病危害因素的浓度或者强度应符合国家职业卫生标准

职业病危害因素，是指存在于工作场所或者与特定职业相伴随，对从事该职业活动的劳动者可能造成健康损害或者产生健康影响的各种化学、物理、生物因素及其他职业性有害因素。职业卫生标准是以保护劳动者健康为目的，对劳动条件（工作场所）的卫生要求做出的技术规定，是实施职业卫生法律、法规的技术规范，是职业卫生监督和管理的法定依据。

国家职业卫生标准规定了工作场所职业病危害因素的接触限制量值（职业接触限值）。所谓职业接触限值，是指劳动者在职业活动过程中长期反复接触，对绝大多数接触者的健康不引起有害作用的容许接触水平。职业病危害因素的浓度或强度应符合《工作场所有害因素接触限值　第 1 部分：化学有害因素》（GBZ 2.1）、《工作场所有害因素接触限值　第 2 部分：物理有害因素》（GBZ 2.2）标准的要求。

（二）生产布局合理

生产布局应按照《工业企业设计卫生标准》（GBZ 1）的规定，尽量考虑机械化、自动化和远端操作，加强密闭，避免直接操作，并应结合生产工艺采取相应的防护措施。生产布局应包括总体布局和车间内生产工艺设备的布局。

总体布局又包括平面布置和竖向布置。平面布置厂房或车间时，应重点考虑在满足主体工程需要的前提下，将污染危害严重的设施远离非污染设施，噪声声级高的车间与低的车间分开，热加工车间与冷加工车间分开，产生粉尘的车间与产生毒物的车间分开，并在产生职业病危害的车间与其他车间和生活区之间设置一定的卫生防护绿化带。竖向布置厂房（多层建筑物）时，放散热和有害气体的生产作业应布置在建筑物的高层；噪声与振动较强的设备应放置在底层；含有挥发性气体、蒸气的废水排放管道不能通过仪表控制室、休息室等生活用室的地面下层。

车间内生产工艺设备布局应重点考虑达到防尘、防毒、防暑、防寒、防噪声与振动、防电离辐射、防非电离辐射等的要求。

（三）有害和无害作业分开

产生粉尘、毒物的工作场所，其发生源的布置应符合下列要求：逸散不同有毒物质的生产过程布置在同一建筑物内时，毒性大的作业与毒性小的作业应隔开，无毒的作业和有毒的作业应隔开；粉尘、毒物的发生源应布置在工作地点的自然通风的下风侧；如布置在多层建筑物内时，逸散有害气体的生产过程应布置在建筑物的上层，如必须布置在下层时，应采取有效措施防止污染上层的空气。

将无毒和有毒作业分开，可以采取有毒作业密闭化、管道化的方式，或将有毒作业局限在某个独立的操作间并采取通风净化的方式将有毒气体排出的方式。

（四）可能发生急性职业损害的有毒、有害工作场所设置报警装置

可能发生急性职业损害的有毒、有害工作场所，是指可能发生毒物、强腐蚀性物质、刺激性物质泄漏等对劳动者生命健康造成急性危害的工作场所。

可能发生急性职业损害的有毒、有害物质是指那些急性毒性大、刺激作用强和（或）危害大的，或者短时间接触可能产生刺激作用、慢性或不可逆的组织损伤、麻醉作用，足以增加可能的意外伤害，影响自救能力并降低工作效率的物质。有毒、有害物质的确定参考《高毒物品目录》《工作场所有害因素职业接触限值第 1 部分：化学有

害因素》(GBZ2.1）标准。

上述报警装置必须经相关部门检定通过，并应建立相应的制度，责任到位，有专人负责，有交接班制度，定期检查，及时维修，保证报警装置能够正常运转。

（五）可能发生急性职业损害的有毒、有害工作场所配置现场急救用品

现场急救用品包括发生事故时急救人员所用的个人使用的职业病防护用品（如携气式呼吸器、全封闭式化学防护服、防护手套、防护鞋靴等），以及对被救者施救所需的急救用品（如做人工呼吸所需单向阀防护口罩、现场止血用品、防暑降温用品、给氧器等，有特殊需求的可配备急救车、防护小药箱等)。

急救用品的配置应根据现场防护的需要，在专业人员的指导下，考虑生产条件、化学物质的理化性质和用量。急救用品应存放在车间内或临近车间的地方，一旦发生事故，应保证在10秒内能够获取。急救用品存放地的醒目位置应有警示标识，确保劳动者知晓。应使劳动者掌握如何使用急救用品。

上述现场急救用品应安全有效，并应建立相应管理制度，责任到位，有人负责，每日巡检，及时维修或更新，保证现场急救用品的安全有效性。

（六）可能发生急性职业损害的有毒、有害工作场所配置冲洗设备

冲洗设备主要指冲眼器、流动水龙头及冲淋设备。在可能发生皮肤黏膜或眼睛烧灼伤，有腐蚀性、刺激性化学物质的工作场所，应配备上述冲洗设备。特别强调的是，冲洗设备应用取方便，且不妨碍工作，保证在发生事故时，劳动者能在10秒内得到冲洗。冲洗用水应安全并保证是流动水。设置冲洗设备的地方应有明显的标识，醒目易找。

上述冲洗设备应保证能正常使用，并应建立相应的管理制度，责任到位，有人负责，每日巡检，及时维修。

（七）可能发生急性职业损害的有毒、有害工作场所配置应急撤离通道

应急通道须保持通畅，设置应急照明设施，并在醒目位置设置明显的警示标识。撤离通道的宽窄应根据需要设置，如需用车辆、担架的，宽度应能保证车辆、担架顺利通过。

应建立相应的管理制度，责任到位，有人负责，定期检查，保证应急通道畅通。

（八）可能发生急性职业损害的有毒、有害工作场所配置必要的泄险区

根据生产条件、所使用化学品的理化特性和用量考虑泄险区设置的位置、大小和

选材。泄险区周围不能存在可能与排放到泄险区的有毒、有害物质发生燃烧、爆炸等化学反应的物质。泄险区四周的选材不应与泄险物发生反应，泄漏物质和冲洗水应纳入工业废水处理系统。

应在泄险区周围的醒目位置设置明显的警示标识及中文警示说明。对于定期泄险，要在中文警示说明中说明定期泄险的时间、泄险的物质和注意事项；对于事故性泄险，应制定泄险预案，明确泄险的条件、泄险命令的发布人、泄险时如何进行人群疏散、泄险物质的无害化处理、消除发生次生事故的危险、泄险后的善后处理工作。还应建立相应的管理制度，明确相关人员负责泄险的日常管理，并保证无关人员不能进入泄险区。

（九）放射工作场所和放射源储存场所设置警示标识

存在放射线的工作场所都应设置射线警示标识。警示标识的设置按照《工作场所职业病危害警示标识》（GBZ 158）标准使用指南设定。

（十）核设施、辐照装置、放射治疗、工业探伤等使用强辐射源的工作场所设置安全连锁和超剂量报警装置。

所设的安全连锁和超剂量报警装置应保证有效，并应建立相应的管理制度，责任到位，有人负责，定期检查，及时维修，保证能够正常运转。

（十一）有毒、有害工作场所及职业病危害事故现场警示标识的设置

有毒、有害工作场所及职业病危害事故现场警示标识的设置按照《工作场所职业病危害警示标识》（GBZ 158）和《高毒物品作业岗位职业病危害告知规范》（GBZ/T 203）设定。生产、储藏和使用一般有毒物品的工作场所应用黄色区域警示线将其与其他区域分隔开。高毒工作场所和事故现场都应设定红色警示线。

（十二）高毒作业场所应设置车间淋浴间

高毒作业场所应设置车间淋浴间，男女分别设置，淋浴间由更衣间、浴室和管理间组成。淋浴间内部构造应易于使用清扫卫生设备，并采取防水、防潮、排水和排气措施。应设置不断水的供水设备并保证用水卫生。淋浴器的数量应根据高毒作业人数确定，一般 4～8 人设 1 个淋浴器。高毒作业女用浴室不能设浴池。

（十三）高毒作业场所应设置更衣室

高毒作业场所应按规定设置更衣室。更衣室应配置闭锁式衣柜。更衣室中便服、工作服应分柜存放，以避免工作服污染便服。离开高毒作业场所时，应更换衣服，不可将工作服带出车间。

（十四）高毒作业场所应设置有毒物品存放专用间

有毒物品应实行分类存放。对于高毒物品，应根据生产条件、所使用化学品的理化特性和用量来考虑有毒物品存放专用间设置的位置、大小和选材。有毒物品存放专用间应在醒目的位置设置明显的警示标识，其内部存放的物品不能相互发生燃烧、爆炸等化学反应。

应建立相应的制度，明确相关人员负责有毒物品存放专用间的日常管理，并保证无关人员不能进入物品存放专用间。

三、工作场所管理档案

（一）生产布局平面布置图、竖向布置图

生产布局平面图，是指生产车间内各种设施、设备布置方案的一种简明图解形式，用以表示建筑物、构筑物、设施、设备等的相对平面位置，应重点标明职业病防护设施、设备的位置。生产布局竖向布置，是指车间平面布局中每个因素，如设施、设备、安全通道、排水、供电等，在地面标高线上的相互位置，应重点体现职业病防护设施设备的位置。

（二）合同档案

合同档案包括劳动合同文本，外包合同文本，承包合同文本，集体合同文本，集体合同签订程序文件，承包单位资质、管理体系文件证明。

（三）报警装置管理档案

报警装置管理档案包括可能发生急性职业损害的有毒、有害场所报警装置配备档案、班前检查记录、定期检查记录、维修记录，放射工作场所报警装置配备档案、定期检查记录、维修记录，放射性同位素的运输、储存报警装置配备档案、定期检查记录、维修记录。

第三节　设施设备管理

工作场所设置的设备、工具、用具等是劳动者从事职业活动必需的要件，因此，工作场所的设备、工具、用具等设施应当符合保护劳动者生理、心理健康的要求，以保护劳动者健康为根本目的。

《职业病防治法》和《用人单位职业病防治指南》（GBZ/T 225）等法律、法规、标准、规范规定和要求：国家鼓励和支持研制、开发、推广、应用有利于职业病防治和保护劳动者健康的新技术、新工艺、新设备、新材料，加强对职业病的机理和发生规律的基础研究，提高职业病防治科学技术水平；积极采用有效的职业病防治技术、工艺、设备、材料；限制使用或者淘汰职业病危害严重的技术、工艺、设备、材料。

一、材料和设备基本要求

（一）应优先采用有利于职业病防治和保护劳动者健康的新技术、新工艺和新材料

按照《促进产业结构调整暂行规定》和《产业结构调整指导目录（2011 年本）》的规定，有利于职业病防治和保护劳动者健康的新技术、新工艺和新材料包括清洁无害的原材料，生产工艺密闭化、自动化，劳动者远距离操作、机械操作，体力劳动强度和紧张度较小、在整个生产工艺过程中产生的职业病危害较小且容易通过工程技术加以控制的工艺。

（二）不生产、经营、进口和使用国家明令禁止使用的可能产生职业病危害的设备和材料

用人单位应了解国家明令禁止产生职业病危害的设备和材料，并不生产、经营、进口和使用这些设备和材料。

（三）用人单位使用的主导原材料供应商应符合《职业病防治法》要求

用人单位在选择主导原材料供应商时，应要求主导原材料供应商承诺遵守《职业病防治法》，并出具与用人单位同等的职业卫生方针的承诺文件。主导原材料供应商应建立相关的职业卫生管理制度，采取相关的职业病防治措施，并为用人单位提供符合《职业病防治法》的有关原材料的完整、真实、可靠的中文物质安全数据表（物质安全说明书）（MSDS，Material Safety Data Sheet）或安全数据表（安全说明书）（SDS，Safety Data Sheet）。

（四）对所采用的技术、工艺和材料不隐瞒其危害

用人单位应在醒目位置对有职业病危害的技术、工艺和材料用中文公示，并采取各种措施告知劳动者，包括以职业卫生培训的方式告知。

二、材料和设备管理档案

（一）国家明令禁止或淘汰使用的工艺、技术和材料的文件

国家有关部门不定期地公布一些禁止或淘汰使用的工艺、技术和材料的公告，用人单位应当结合本单位实际情况予以确认。如《国家安全监管总局关于印发淘汰落后安全技术工艺、设备目录（2016年）的通知》中规定，在鞋和箱包制造领域淘汰使用含有苯、正己烷、1，2—二氯乙烷等有害物质的黏合剂和工艺，淘汰金属打磨工艺的砖槽式通风道等。

（二）设备管理档案

设备管理档案包括：设备管理制度书面文件、一般设备台账、设备中文说明书、职业病防护设施台账、职业病防护设施日常运转记录、职业病防护设施定期检查记录、职业病防护设施维修记录、应急救援设施配备档案、应急救援设施定期检查记录、应急救援设施维修记录等。

（三）危险化学品管理档案

危险化学品管理档案包括：危险化学品台账、危险化学品中文说明书、主导原材料供应商的承诺文件、主导原材料供应商的名单、主导原材料供应商的资质证明、主导原材料供应商提交的主导原材料清单、主导原材料供应商与用人单位合同书、危险化学品合格证明文件、危险化学品的中文物质安全数据清单（MSDS）、危险化学品的

有关毒性成分检测报告。

（四）放射性同位素、射线装置和含有放射性物质管理档案

管理档案包括：放射性同位素、射线装置和含有放射性物质台账、放射性同位素和含有放射性物质中文说明书等。

第四节　严重职业病危害作业管理要求

在日常管理工作中，通常把接触放射性、高毒（包括致畸、致癌、致突变）、高危粉尘的作业称为严重职业病危害作业。严重职业病危害作业对劳动者具有更大的危害性，更容易诱发职业病，因此《职业病防治法》第十九条规定，国家对从事放射性、高毒、高危粉尘等作业实行特殊管理。对于这些严重职业病危害作业的职业病防护工作，应制定更严格的标准。

一、严重职业病危害作业界定标准

（一）放射性作业

按照国务院颁布的《放射性同位素与射线装置安全和防护条例》等有关行政法规的规定，放射性作业是指用人单位的劳动者在职业活动中从事接触放射性同位素和射线装置的作业，主要包括：

1. 放射性同位素（非密封放射性物质和放射源）的生产、使用、运输、贮存和废弃处理。

2. 射线装置的生产、使用和维修。

3. 核燃料循环中的铀矿开采、铀矿水冶、铀的浓缩和转化、燃料制造、反应堆运行、燃料后处理和核燃料循环中的研究活动。

4. 放射性同位素、射线装置和放射工作场所的辐射监测。

5. 法律、法规规定的与电离辐射有关的其他活动。

（二）高毒作业

高毒作业，是指用人单位劳动者在职业活动中接触高毒物品且发生职业中毒风险较高的作业。2003年6月10日，原卫生部发布了《高毒物品目录》，该目录包括54种化学物质。

（三）高危粉尘作业

高危粉尘作业，是指用人单位的劳动者在职业活动中从事接触石棉、游离二氧化硅含量在10%以上的作业，或者接触其他粉尘且罹患尘肺病风险较高的作业。

二、严重职业病危害作业管理要求

（一）放射性作业管理

1. 行政许可

（1）生产、销售、使用放射性同位素和射线装置的单位，应当依照《放射性同位素与射线装置安全和防护条例》规定取得《辐射安全许可证》。

（2）使用放射性同位素和射线装置进行放射诊疗的医疗卫生机构，应当取得《放射诊疗许可证》。

2. 场所安全和防护

（1）生产、销售、使用、贮存放射性同位素与射线装置的场所，应当按照国家有关规定设置明显的放射性标志，其入口处应当按照国家有关标准的要求设置安全防护设施、必要的防护安全联锁报警装置或者工作信号。

（2）在室外、野外使用放射性同位素与射线装置的，应当按照国家有关标准的要求划出安全防护区域，设置明显的放射性标志，必要时设专人警戒。

3. 人员安全和防护

（1）生产、销售、使用放射性同位素与射线装置的单位，应当按照环境保护部审定的辐射安全培训和考试大纲，对直接从事生产、销售、使用活动的操作人员及辐射防护负责人进行辐射安全培训，并进行考核；考核不合格的，不得上岗。

（2）生产、销售、使用放射性同位素与射线装置的单位，应当安排专人负责个人剂量监测管理，建立辐射工作人员个人剂量档案。个人剂量档案应当包括个人基本信息、工作岗位、剂量监测结果等材料。个人剂量档案应当保存至辐射工作人员年满75

周岁或者停止辐射工作 30 年。

4. **人员健康管理**

（1）职业健康检查

①放射工作人员上岗前，应当进行上岗前的职业健康检查，符合放射工作人员健康标准的，方可参加相应的放射工作。

②放射工作单位应当组织上岗后的放射工作人员定期进行职业健康检查，两次检查的时间间隔不应超过 2 年，必要时可增加临时性检查。

③放射工作人员脱离放射工作岗位时，放射工作单位应当对其进行离岗前的职业健康检查。

④对参加应急处理或者受到事故照射的放射工作人员，放射工作单位应当及时组织健康检查或者医疗救治，按照国家有关标准进行医学随访观察。

⑤放射工作单位对职业健康检查中发现不宜继续从事放射工作的人员，应当及时调离放射工作岗位，并妥善安置；对需要复查和医学随访观察的放射工作人员，应当及时予以安排。

⑥放射工作单位不得安排孕妇参与应急处理和有可能造成职业性内照射的工作。哺乳期妇女在哺乳期间应避免接受职业性内照射。

（2）放射工作档案

①放射工作单位应当为放射工作人员建立并终生保存职业健康监护档案。职业健康监护档案应包括职业史、既往病史和职业照射接触史，历次职业健康检查结果及评价处理意见，职业性放射性疾病诊疗、医学随访观察等健康资料。

②放射工作人员有权查阅、复印本人的职业健康监护档案，放射工作单位应当如实、无偿提供职业健康监护档案。

（二）高毒作业管理

1. 用人单位对于从事高毒作业的劳动者，必须在上岗前进行专门的职业卫生培训。

2. 用人单位应当采取有效的控制高毒危害扩散的措施，主要控制措施有设置密闭毒物发生源的设施、设置局部排风装置或吹吸式通风装置、将劳动者与高毒物品隔离或采用远距离操作。

3. 用人单位职业病防护设施管理要求包括：用人单位应当建立职业病防护设施的

管理制度与设备台账，定期对职业病防护设施进行检查与检测；对从事高毒作业可能发生急性职业损害的工作场所，用人单位应当根据毒物的理化特性与危害特点，设置应急救援设施。

4. 个人使用的职业病防护用品的管理要求包括：用人单位应当为从事高毒作业的劳动者提供符合国家职业卫生标准的个人使用的职业病防护用品，督促劳动者正确佩戴、使用和维护。

5. 用人单位必须购买附有中文物质安全数据说明书（MSDS/SDS）的高毒物品。高毒物品的容器或产品包装应当有醒目的警示标识和中文警示说明。

（三）高危粉尘作业管理

1. 用人单位对于从事高危粉尘作业的劳动者，必须在上岗前进行专门的职业卫生培训。

2. 用人单位应当采取有效的控制粉尘扩散的措施，主要控制措施有：设置密闭粉尘发生源的设施、设置保持粉尘发生源处于湿式状态的设施、设置局部排风装置或吹吸式通风装置、将劳动者与高危粉尘的生产过程隔离或采用远距离操作。

3. 用人单位职业病防护设施要求包括：局部排风装置、吹吸式通风装置或全面通风装置等职业病防护设施的设置及其性能应满足相关技术标准的要求；建立职业病防护设施的管理制度与设备台账，定期进行防护设施的检查与检测，检查与检测结果应当存入本单位职业卫生档案，发现异常时应立即采取措施确保其正常运行。

4. 用人单位应当为从事高危粉尘作业的劳动者提供符合国家职业卫生标准的个人使用的职业病防护用品，并督促劳动者正确佩戴、使用和维护。

（四）设置警示标识

《高毒物品作业岗位职业病危害告知规范》（GBZ/T 203）列出了54种高毒物品作业岗位职业病危害告知卡供用人单位选用。《国家安全监管总局办公厅关于印发用人单位职业病危害告知与警示标识管理规范的通知》中规定：

1. 生产、使用高毒、剧毒物品工作场所应当设置红色区域警示线。警示线设在生产、使用有毒物品的车间周围外缘不少于30 cm处，警示线宽度不少于10 cm。

2. 开放性放射工作场所监督区设置黄色区域警示线，控制区设置红色区域警示线；室外、野外放射工作场所及室外、野外放射性同位素及其贮存场所应设置相应警示线。

在《高毒物品作业岗位职业病危害告知规范》（GBZ/T 203）中，规定了54种高毒物品作业岗位接触高毒物品的名称、理化特性、健康危害、防护措施以及应急处理告知内容与警示标识。在《高毒物品作业岗位职业病危害信息指南》（GBZ/T 204）中，规定了54种高毒物品作业岗位接触高毒物品的名称、理化特性、职业接触、健康危害、接触限值、防护措施警示标识以及出现紧急情况如何进行急救和治疗等信息。高毒物品作业岗位职业病危害告知卡的尺寸及设置按《工作场所职业病危害警示标识》（GBZ 158）的规定执行。

第三章　工作场所职业病防护设施管理

职业病防护设施，是对消除或降低工作场所的职业病危害因素的浓度或强度，预防和减少职业病危害对劳动者健康的损害或影响，保护劳动者健康的设备、设施、装置、构（建）筑物等的总称。职业病防护设施是落实“预防为主”的方针、保护劳动者健康的根本方法。

第一节　工作场所职业病防护设施要求

为消除和控制职业病危害因素对劳动者健康的损害，工程技术手段也是必不可少的控制措施之一，通常包括防尘、防毒、防噪声和振动、防暑降温与防寒和防潮、防非电离辐射（高频、微波、视频）、防电离辐射、防生物危害以及人机工效学等。

一、职业病防护设施总体布局原则

职业病防护设施是以预防、消除或降低工作场所的职业病危害，减少职业病危害因素对劳动者健康的损害或影响，达到保护劳动者健康目的的装置。应根据工艺特点、生产条件和工作场所存在的职业病危害因素的性质，选择相应的职业病防护设施。

用人单位在新建、改建、扩建和技术改造、技术引进时，应按照《工业企业设计卫生标准》（GBZ 1）的规定和其他职业卫生相关标准的要求，遵循生产布局合理、有害和无害作业分开的原则；应在可能发生急性职业损伤的有毒有害工作场所设置报警装置，配置现场急救用品和冲洗设备，配置应急撤离通道和必要的泄险区。

二、职业病防护设施选用原则

确定是否选用职业病防护设施，首要工作是对职业病防护设施设置的必要性、合理性和有效性依次进行评价，前一项作为后一项的评价基础。

（一）职业病防护设施设置的必要性

职业病防护设施设置的必要性可从职业病危害因素发生源、劳动者、工作场所三个方面进行评价。

1. 当工作场所不存在职业病危害因素时，无须设置职业病防护设施。

2. 由于采用自动控制等操作，工作场所虽有发生源但无人员接触职业病危害因素时，也不会发生职业病，因此也无需设置职业病防护设施。

3. 由于职业病危害因素浓度（强度）只要控制在职业接触限值以下即可有效预防职业病的发生，因此，当有发生源且有劳动者接触，但职业病危害因素浓度（强度）符合国家卫生标准要求时，也可不设置职业病防护设施。

综上所述，当工作场所同时满足下列三个条件时，必须设置职业病防护设施：

1. 工作场所存在职业病危害因素。

2. 工作场所有劳动者接触职业病危害因素。

3. 职业病危害因素的浓度（强度）超标。

（二）职业病防护设施设置的合理性

职业病防护设施设置的合理性评价为定性评价，主要从职业病危害因素及发生源特点、生产工艺、作业方式等方面进行考虑，在结合相关专业知识的基础上，按下列原则评价选用的职业病防护设施是否会理：

1. 是否按照优先顺序实施综合治理

（1）是否用无毒代替有毒、低毒代替高毒，优先采用无危害或危害性较小的工艺和物料、不产生有害能量或产生有害能量较少的机械设备。

（2）是否改进有害的生产工艺和作业方法，防止有害物质扩散或降低有害能量水平。

（3）是否将产生有害因素的设备密闭化、自动化，或利用吸收材料遮蔽有害能量发生源。

（4）是否采用隔离或远距离操作，避免操作人员在生产过程中直接接触有害因素。

（5）是否采取局部通风、吹吸式通风、全面通风等工程防护设施，避免或减少有害物扩散；或利用消声、减振等工程防护设施降低有害能量水平。

2. 是否具有针对性、可行性和经济合理性。

3. 是否符合国家、地方、行业有关标准和设计规范。

（三）职业病防护设施设置的有效性

职业病防护设施有效性评价的前提是职业病危害防护设施设置的必要性和合理性均满足要求，否则其有效性评价毫无意义。在必要性和合理性分析的基础上，选用合适的评价标准对职业病防护设施的防护效果进行评价，核实职业病防护设施是否起到了应有的防护效果，是职业病防护设施分析与评价的重点。

三、建立健全职业病防护设施台账

（一）职业病防护设施种类

实际工作中，工作场所职业病防护项目一般包括防尘，防毒，防噪声和振动，防暑降温、防寒、防潮，防非电离辐射（高频、微波、视频），防电离辐射，防生物危害，人机工效学等。一般常见工作场所职业病防护设施见表3—1。

表3—1　　一般常见工作场所职业病防护设施

序号	防护项目	设施名称
1	防尘	集尘风罩、过滤设备（滤芯）、电除尘器、湿法除尘器、洒水器
2	防毒	隔离栏杆、防护罩、集毒风罩、过滤设备、排风扇（送风通风排毒）、燃烧净化装置、吸收和吸附净化装置、有毒气体报警器、防毒面具、防化服
3	防噪声和振动	隔声罩、隔声墙、减振器
4	防暑降温、防寒、防潮	空调、风扇、暖炉、除湿机
5	防非电离辐射（高频、微波、视频）	屏蔽网、罩
6	防电离辐射	屏蔽网、罩
7	防生物危害	防护网、杀虫设备
8	人机工效学	如通过技术设备改造，消除生产过程中的有毒有害源；生产过程的中密闭、机械化、连续化措施、隔离操作和自动控制等

（二）职业病防护设施台账内容

用人单位应配备符合要求的职业病防护设施，并按职业病危害类型建立职业病防护设施台账，便于检查维修和保养。台账内容主要包括职业病防护设施的名称、安装位置、型号、技术参数、生产厂家、厂家联系方式、防护效果评价、保管责任人、使用记录、维修记录、巡检记录等。职业病防护设施台账应有人负责保管，定期更新，并应制定借阅登记制度。用人单位职业病防护设施台账格式见表3—2。

表3—2　　用人单位职业病防护设施台账示例

类型	防护设施名称	安装位置	型号	技术参数	厂家	厂家联系方式	防护效果评价	保管责任人	使用记录	维修记录	巡检记录
防尘											
防毒											
降噪											
防寒											
防暑											
……											

第二节　工作场所职业病危害告知与警示标识管理

根据《职业病防治法》《工作场所职业卫生监督管理规定》《工作场所职业病危害警示标识》（GBZ 158）的规定和《用人单位职业病危害告知与警示标识管理规范》的要求，用人单位要认真做好工作场所职业病危害告知与警示标识的管理工作。工作场所职业病危害告知与警示标识的管理工作是职业卫生管理的一项基础性工作，对于提高劳动者的自我防护意识、提升用人单位职业病防治水平具有重要作用。

一、职业病危害告知

职业病危害告知，是指用人单位通过与劳动者签订劳动合同、公告、培训等方式，使劳动者知晓工作场所产生或存在的职业病危害因素、防护措施、对健康的影响、健康检查结果等的行为。

产生职业病危害的用人单位，应将工作过程中可能接触的职业病危害因素的种类、危害程度、危害后果、提供的职业病防护设施、个人使用的职业病防护用品、职业健康检查和相关待遇等如实告知劳动者，不得隐瞒或者欺骗。

产生职业病危害的用人单位，应当在醒目位置设置公告栏，公布有关职业病防治的规章制度、操作规程、职业病危害事故应急救援措施和工作场所职业病危害因素检测结果。公告栏应设置在用人单位办公区域、工作场所入口处等方便劳动者观看的醒目位置。

对产生严重职业病危害的作业岗位，应当在醒目位置设置警示标识和中文警示说明。中文警示说明应当载明产生职业病危害的种类、后果、预防以及应急救治措施等内容。告知卡应设置在产生或存在严重职业病危害的作业岗位附近的醒目位置。公告栏和告知卡应使用坚固材料，尺寸大小应满足内容需要，高度应适合劳动者阅读，内容应字迹清楚、颜色醒目。

二、职业病危害警示标识

用人单位应将工作场所可能产生的职业病危害如实告知劳动者，并在可能产生严重职业病危害的作业岗位以及产生职业病危害的设备、材料、储存场所等设置警示标识。

（一）警示标识

警示标识是指在可产生职业病危害的工作场所、设备及产品附近设置的，可以使劳动者对职业病危害产生警觉并采取相应防护措施的图形标识、警示线、警示语句和文字。根据工作场所的实际情况，可组合使用各类警示标识。图形、警示语句和文字设置在作业场所入口处或作业场所的显著位置。

警示标识的规格要求等按照《工作场所职业病危害警示标识》（GBZ 158）执行。多个警示标识设置在一起时，应按禁止、警告、指令、提示的类型顺序，先左后右、先上后下排列。

（二）图形标识

图形标识由基本几何图形和颜色组成。工作场所常用的安全色有红色、蓝色、黄色和绿色等。其中，红色表示禁止和阻止的意思；蓝色表示指令，要求人们必须遵守；

黄色表示提醒人们注意；绿色表示给人们提供允许、安全的信息。其基本几何图形式样、颜色及含义如图 3—1 所示。

图形	含义	安全色	背景色	标识图色
圆环加斜线	禁止	红色	白色	黑色
圆	指令	蓝色	白色	白色
等边三角形	警告	黄色	黑色	黑色
正方形和长方形	提示	绿色	白色	白色
正方形和长方形	组合框或附加提示信息	白色或标识的颜色	黑色或标识对应的对比色	标识的颜色

图 3—1　基本几何图形式样、颜色及含义

图形标识分为禁止标识、警告标识、指令标识和提示标识。

1. 禁止标识——禁止不安全行为的图形，如“禁止入内”“禁止停留”“禁止启动”标识，如图 3—2 所示。

名称及图形符号	标识种类	设置范围和地点
禁止入内 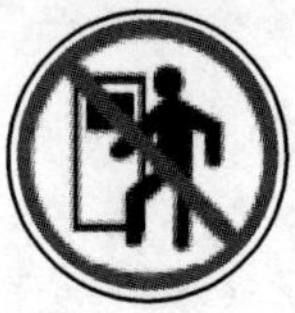	H	可能引起职业病危害的工作场所入口处或泄险区周边，如：高毒物品作业场所、放射工作场所等；或可能产生职业病危害的设备发生故障时；或维护、检修存在有毒物品的生产装置时，根据现场实际情况设置
禁止停留 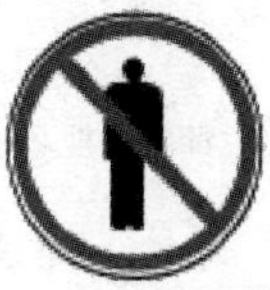	H	在特殊情况下，对劳动者具有直接危害的作业场所
禁止启动 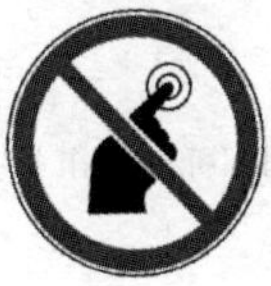	J	可能引起职业病危害的设备暂停使用或维修时，如设备检修、更换零件等，设置在该设备附近

图 3—2　禁止标识

2. 警告标识——提醒需要注意周围环境，以避免发生危险的图形，如“当心有毒气体”“噪声有害”标识，如图 3—3 所示。

名称及图形符号	标识种类	设置范围和地点
当心有毒气体 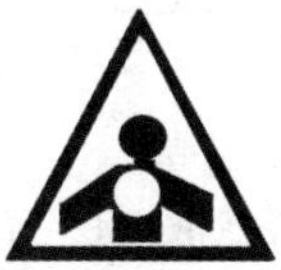	H・J	存在有毒气体的作业场所
噪声有害 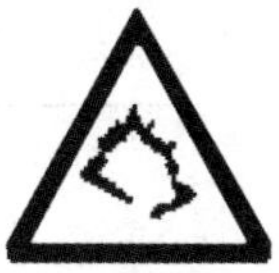	H・J	产生噪声的作业场所

图 3—3　警告标识

3. 指令标识——强制做出某种动作或采用防范措施的图形，如“戴防护镜”“戴防毒面具”“戴防尘口罩”标识，如图 3—4 所示。

名称及图形符号	标识种类	设置范围和地点
戴防护镜 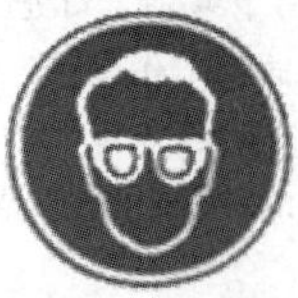	H·J	对眼睛有危害的作业场所
戴防毒面具 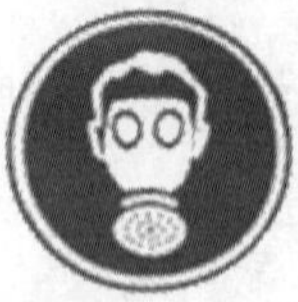	H·J	可能产生职业中毒的作业场所
戴防尘口罩 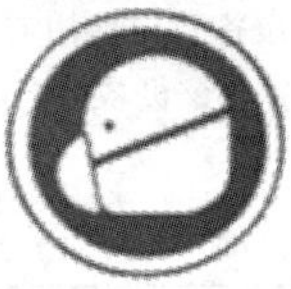	H·J	粉尘浓度超过国家标准的作业场所

图 3—4　指令标识

4. 提示标识——提供相关安全信息的图形，如“左行紧急出口”标识，如图 3—5 所示。

名称及图形符号	标识种类	设置范围和地点
左行紧急出口 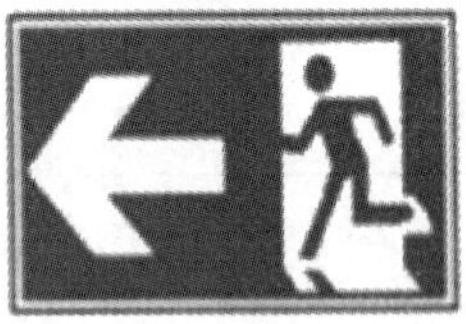	H·J	安全疏散的紧急出口处，通向紧急出口的通道处

图 3—5　提示标识

（三）警示线

警示线是界定和分隔危险区域的标识线，分为红包、黄色和绿色三种，如图 3—6 所示。按照需要，警示线可喷涂在地面或制成色带。

名称及图形符号	设置范围和地点
红色警示线	高毒物品作业场所，放射作业场所，紧邻事故危害源周边
黄色警示线	一般有毒物品作业场所，紧邻事故危害区域的周边
绿色警示线	事故现场救援区域的周边

图 3—6 警示线

生产、使用有毒物品的工作场所应当设置黄色区域警示线；生产、使用高毒、剧毒物品的工作场所应当设置红色区域警示线。警示线设在生产、使用有毒物品的车间周围外缘不少于 30 cm 处，警示线宽度不少于 10 cm。开放性放射工作场所监督区设置黄色区域警示线，控制区设置红色区域警示线；室外、野外放射工作场所及室外、野外放射性同位素及其储存场所应设置相应警示线。

(四) 警示语句

警示语句是一组表示禁止、警告、指令、提示或描述工作场所职业病危害的词语。警示语句可单独使用，也可与图形标识组合使用。基本警示语句见表 3—3。

表 3—3　　基本警示语句

编号	语句内容	编号	语句内容
1	禁止入内	15	戴防尘口罩
2	禁止停留	16	戴护耳器
3	禁止启动	17	戴防护手套
4	当心中毒	18	穿防护鞋
5	当心腐蚀	19	穿防护服
6	当心感染	20	注意通风
7	当心弧光	21	左行紧急出口
8	当心辐射	22	右行紧急出口
9	注意防尘	23	直行紧急出口
10	注意高温	24	急救站
11	有毒气体	25	救援电话
12	噪声有害	26	刺激眼睛
13	戴防护镜	27	遇湿具有刺激性
14	戴防毒面具	28	刺激性

续表

编号	语句内容	编号	语句内容
29	刺激皮肤	43	麻醉作用
30	腐蚀性	44	当心眼损伤
31	遇湿具有腐蚀性	45	当心灼伤
32	窒息性	46	强氧化性
33	剧毒	47	当心中暑
34	高毒	48	佩戴呼吸防护器
35	有毒	49	戴防护面具
36	有毒有害	50	戴防溅面具
37	遇湿分解放出有毒气体	51	佩戴射线防护用品
38	当心有毒气体	52	未经许可，不许入内
39	接触可引起伤害	53	不得靠近
40	皮肤接触可对健康产生危害	54	不得越过此线
41	对健康有害	55	泄险区
42	接触可引起伤害和死亡	56	不得触摸

此外，还可以根据工作场所职业病危害的实际状况进行选用。除以上基本警示语句外，在特殊情况下，可自行编制适当的警示语句。警示语句既可单独使用，又可组合使用，也可构成完整的句子。

（五）产生职业病危害工作场所的警示标识

产生职业病危害的工作场所，应当在工作场所入口处、产生职业病危害的作业岗位或设备附近的醒目位置设置警示标识。用人单位多处场所都涉及同一职业病危害因素的，应在各工作场所入口处均设置相应的警示标识。维护和检修装置时产生或可能产生职业病危害的，应在工作区域设置相应的职业病危害警示标识，具体内容如下：

1. 产生粉尘的工作场所设置“注意防尘”“戴防尘口罩”“注意通风”等警示标识，对皮肤有刺激性或经皮肤吸收的粉尘工作场所还应设置“穿防护服”“戴防护手套”“戴防护眼镜”警示标识，产生含有有毒物质的混合性粉（烟）尘的工作场所应设置“戴防尘毒口罩”警示标识。

2. 放射工作场所设置“当心电离辐射”等警示标识，在开放性同位素工作场所设置“当心裂变物质”警示标识。

3. 有毒物品工作场所设置“禁止入内”“当心中毒”“当心有毒气体”“必须洗手”“穿防护服”“戴防毒面具”“戴防护手套”“戴防护眼镜”“注意通风”等警示标识，并标明“紧急出口”“救援电话”等警示标识。

4. 能引起职业性灼伤或腐蚀的化学品工作场所，设置“当心腐蚀”“腐蚀性”“遇湿具有腐蚀性”“当心灼伤”“穿防护服”“戴防护手套”“穿防护鞋”“戴防护眼镜”“戴防毒口罩”等警示标识。

5. 产生噪声的工作场所设置“噪声有害”“戴护耳器”等警示标识。

6. 高温工作场所设置“当心中暑”“注意高温”“注意通风”等警示标识。

7. 能引起电光性眼炎的工作场所设置“当心弧光”“戴防护镜”等警示标识。

8. 生物因素所致职业病的工作场所设置“当心感染”等警示标识。

9. 存在低温作业的工作场所设置“注意低温”“当心冻伤”等警示标识。

10. 密闭空间作业场所出入口设置“密闭空间作业危险”“进入需许可”等警示标识。

11. 产生手传振动的工作场所设置“振动有害”“使用设备时必须戴防振手套”等警示标识。

12. 能引起其他职业病危害的工作场所设置“注意××危害”等警示标识。

13. 高毒、剧毒物品工作场所应急撤离通道设置“紧急出口”警示标识，泄险区启用时应设置“禁止入内”“禁止停留”等警示标识。

14. 储存可能产生职业病危害的化学品、放射性同位素和含有放射性物质材料的场所，应当在入口处和存放处设置“当心中毒”“当心电离辐射”“非工作人员禁止入内”等警示标识。

三、中文说明书和警示说明

工作场所内存在多个产生相同职业病危害因素的作业岗位的，临近的作业岗位可以共用警示标识、中文警示说明和告知卡。

（一）可能产生职业病危害的设备应有中文说明书

设备在使用过程中可能产生物理、化学、生物和放射性等职业病危害因素，因此，用人单位购进或售出可能产生职业病危害的设备时，应索取或提供中文说明书。中文说明书应符合国家有关规定。用人单位应建立设备台账，包括型号、厂家、厂家联系方式、责任人、维修记录、中文说明书、是否设置警示标识和中文警示说明、中文警示说明是否规范等。中文警示说明书内容见表 3—4（以甲醛为例）。用人单位应确保劳动者了解中文说明书的相关内容。

表 3—4　　甲醛中文警示说明

甲醛 分子式：HCHO　　分子量 30.03	
理化特性	常温为无色、有刺激性气味的气体，沸点：－19.5℃，能溶于水、醇、醚，水溶液称福尔马林，杀菌能力极强。15℃以下易聚合，置空气中氧化为甲酸
可能产生的危害后果	低浓度甲醛蒸气对眼、上呼吸道黏膜有强烈刺激作用，高浓度甲醛蒸气对中枢神经系统有毒性作用，可引起中毒性肺水肿 主要症状：眼痛流泪、喉痒及胸闷、咳嗽、呼吸困难，口腔糜烂、上腹痛、吐血，眩晕、恐慌不安、步态不稳甚至昏迷。皮肤接触可引起皮炎，有红斑、丘疹、瘙痒、组织坏死等
职业病危害防护措施	1. 使用甲醛设备应密闭，不能密闭的应加强通风排毒； 2. 注意个人防护，穿戴防护用品； 3. 严格遵守安全操作规程
应急救治措施	1. 撤离现场，移至新鲜空气处，吸氧； 2. 皮肤黏膜损伤，立即用 2%的碳酸氢钠（$NaHCO_3$）溶液或大量清水冲洗； 3. 立即与医疗急救单位联系抢救

（二）在可能产生职业病危害的设备的醒目位置设置警示标识和中文警示说明

用人单位购进或售出可能产生职业病危害的设备时，应在设备醒目位置设置警示标识和中文警示说明。中文警示说明中应载明设备性能、可能产生的职业病危害、安全操作规程和维修注意事项、职业病防护以及应急救援措施等内容。用人单位还应建立相应的管理制度，设置或指定专职（兼职）人员负责做好可能产生职业病危害的设备的管理工作。

（三）使用、生产、经营可能产生职业病危害的化学品，应有中文说明书

用人单位购进或售出有职业病危害的化学品时，应索取或提供中文说明书。用人单位应建立化学品的台账，包含化学品化学式、商品名、产地、使用地、使用量、保管人，储存地的管理是否安全、规范，包装是否具有规范的标识，是否具有中文说明书，中文说明书是否规范等。

规范的中文说明书应载明产品特性、存在的有害因素、可能产生危害的后果、安全使用注意事项、职业病防护以及应急救治措施等内容。

使用、生产、经营可能产生职业病危害的化学品，应在工作地点醒目位置设置职业病危害警示标识。用人单位还应建立相应的制度，责任到人，做好化学品管理的工作。

（四）使用放射性同位素和含有放射性物质材料的，应有中文说明书

用人单位购进或售出放射性同位素和含有放射性物质的材料时，应索取或提供中文说明书。用人单位应建立放射性同位素和含有放射性物质的材料的台账，包含放射性同位素和含有放射性物质材料的化学式、商品名、产地、使用地、使用量、保管人，储存地的管理是否安全、规范，包装是否具有规范的标识，是否具有中文说明书，中文说明书是否规范等。

规范的中文说明书应载明产品特性、存在的有害因素、可能产生危害的后果、安全使用注意事项、职业病防护以及应急救治措施等内容。

用人单位还应建立相应的制度，责任到人，做好放射性同位素和含有放射性物质材料的管理工作。

（五）为用人单位提供可能产生职业病危害的设备或可能产生职业病危害的化学品、放射性同位素和含有放射性物质的材料的，应当依法在设备或者材料的包装上设置警示标识和中文警示说明。

四、法律责任

（一）《职业病防治法》第七十二条规定，用人单位未按照规定在产生严重职业病危害的作业岗位醒目位置设置警示标识和中文警示说明的用人单位，由安全生产监督管理部门给予警告，责令限期改正，逾期不改正的，处五万元以上二十万元以下的罚款；情节严重的，责令停止产生职业病危害的作业，或者提请有关人民政府按照国务院规定的权限责令关闭。

（二）《职业病防治法》第七十三条规定，向用人单位提供可能产生职业病危害的设备、材料，未按照规定提供中文说明书或者设置警示标识和中文警示说明的，由安全生产监督管理部门责令限期改正，给予警告，并处五万元以上二十万元以下的罚款。

五、有毒物品作业岗位职业病危害告知卡

有毒物品作业岗位职业病危害告知卡（以下简称“告知卡”）是设置在使用高毒物品作业岗位醒目位置上的一种警示标识，它以简洁的图形和文字，将作业岗位上接触到的有毒物品的危害性告知劳动者，并提醒劳动者采取相应的预防和处理措施。

告知卡包括有毒物品的通用提示栏、有毒物品名称、健康危害、警告标识、应急

处理、指令标识和理化特性等内容。有毒物品作业岗位职业病危害告知卡示例如图3—7所示（以苯为例），具体内容如下：

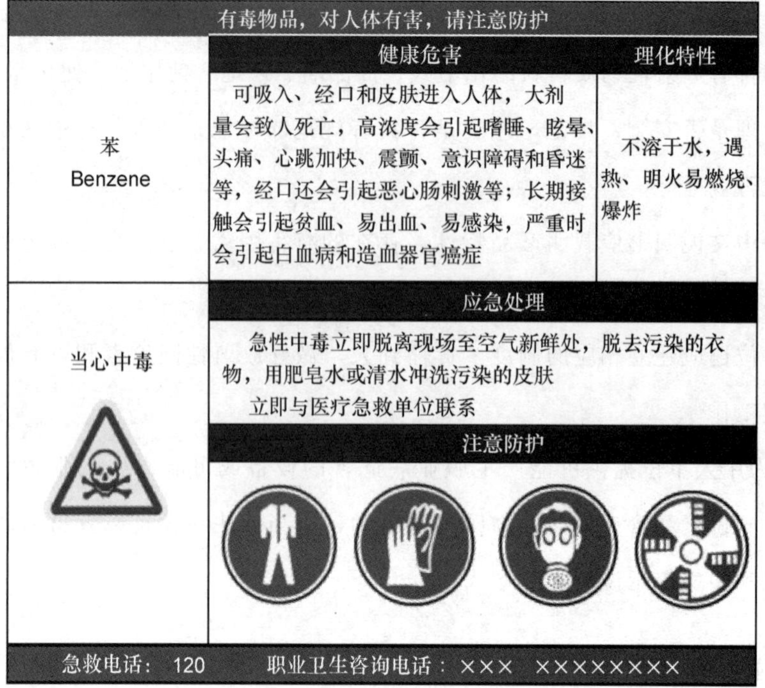

图3—7　苯作业岗位职业病危害告知卡

（一）通用提示栏

在告知卡的最上边一栏用红底白字标明“有毒物品，对人体有害，请注意防护”等作为通用提示。

（二）有毒物品名称

用中文标明有毒物品的名称。名称要醒目清晰，位于告知卡的左上方，可能时应提供英文名称。

（三）健康危害

简要表述职业病危害因素对人体健康的危害后果，包括急、慢性危害和特殊危害。此项目位于告知卡的中上部位。

（四）警告标识

在名称的正下方设置相应的警示语句或警告标识。有多种危害时，可设置多重警示语句或警告标识。

（五）应急处理

简要表述发生急性中毒时的应急救治与预防措施。

（六）指令标识

用警示语句或指令标识表示要采取的职业病危害防护措施。

（七）理化特性

简要表述有毒物品理化、燃烧和爆炸危险等特性。

（八）救援电话

设立用于在发生意外泄漏或者其他可能引起职业病危险情况下的紧急求助电话，便于组织相应力量进行救援工作。

（九）职业卫生咨询电话

为劳动者设立的提供职业病危害防范知识和建议的咨询电话。

第四章　工作场所职业病危害因素控制

第一节　工作场所职业病危害因素监测

职业病危害因素是指在职业活动中产生和（或者）存在的且可能对劳动者健康、安全和作业能力造成不良健康影响的因素或条件，包括各种有害的化学、物理、生物因素以及在劳动过程中产生的其他职业性有害因素。在实际工作中，用人单位通过落实职业病危害因素监测制度，及时了解工作场所中职业病危害因素产生、扩散、变化的规律，掌握工作场所职业病危害因素的浓度或强度，评价工作场所职业卫生状况和劳动者接触职业病危害因素程度及可能的健康影响，为控制、减少或消除职业病危害因素对劳动者健康的损害提供科学依据。职业病危害因素监测是职业病二级预防中的关键环节。

一、职业病危害因素监测制度

（一）职业病危害因素监测意义

监测一词被广泛应用于各个行业，其本义为监视、监管、检测、测定。监测是指长时间对同一物体进行实时监视而掌握它的变化，而检测就是用指定的方法检验测试某种物体（气体、液体、固体）指定的技术性能指标，检测是实现监测目的的一种技术手段。

职业病危害因素监测，既有对工作场所的观察和管理，也有实施检测和评价的含义。具体来讲，职业病危害因素监测是指通过技术手段获得工作场所中职业病危害因素的浓度（或强度）以及其对劳动者健康影响程度而采取的连续性资料收集和评价的过程。职业病危害因素监测包括职业病危害因素日常监测和定期检测两项主要工作。

根据《职业病防治法》和《工作场所职业卫生监督管理规定》等相关法律法规的规定，用人单位应当为劳动者提供符合国家职业卫生标准和卫生要求的工作场所，定期进行职业病危害因素检测和评价。遵守职业卫生相关法律法规，是用人单位的基本社会责任。

（二）职业病危害因素监测标准和规范

监测工作应遵循现行有效的国家标准和规范，《工作场所空气中有害物质监测的采样规范》（GBZ 159）规定了工作场所空气中有害物质（有毒物质和粉尘）监测的采样方法和技术要求，用于日常监测和评价监测基本操作；《工作场所物理因素测量》（GBZ/T 189）共 11 部分，规定了工作场所中超高频辐射、高频电磁场、工频电场、激光辐射、微波辐射、紫外辐射、高温、噪声、手传振动、体力劳动强度分级、体力劳动时的心率共 11 项物理因素的测量方法和应用范围；《工作场所空气中粉尘测定》（GBZ/T 192）包括总粉尘浓度、呼吸性粉尘浓度、粉尘分散度、游离二氧化硅含量、石棉纤维浓度共 5 项指标的测量方法。2017 年 11 月 9 日，国家卫生和计划生育委员会发布了《工作场所空气有毒物质测定　第 1 部分：总则》（GBZ/T 300.1）等 96 项推荐性国家职业卫生标准，包括 95 类化合物的测定方法，替代《工作场所空气有毒物质测定》（GBZ/T 160）系列标准。

另外，《工作场所有害因素职业接触限值》（GBZ 2）作为检测结果合规性的判定依据，是从法律层面上确定工作场所职业病危害因素合格与否的关键标准。《工作场所有害因素职业接触限值》（GBZ 2）分为两部分，包括《工作场所有害因素职业接触限值　第 1 部分：化学有害因素》（GBZ 2.1）和《工作场所有害因素职业接触限值　第 2 部分：物理有害因素》（GBZ 2.2）。职业性有害因素的接触限值是指劳动者在职业活动过程中长期反复接触、对绝大多数接触者的健康不引起有害作用的容许接触水平，但不是安全（健康）与否的绝对界限，个别人也会受到健康损害。

化学有害因素的职业接触限值指标包括时间加权平均容许浓度、短时间接触容许浓度和最高容许浓度三类。

1. 时间加权平均容许浓度（PC-TWA）

PC-TWA：以时间为权数规定的 8 小时工作日、40 小时工作周的平均容许接触浓度。PC-TWA 是主体性限值，必须优先达到。PC-TWA 适用于亚急性、慢性中毒化学毒物和粉尘的检测、评价。

2. 短时间接触容许浓度（PC-STEL）

PC-STEL：在遵守 PC-TWA 前提下容许 15 分钟接触的浓度，制定目的是控制化学毒物向上波动的趋势。PC-STEL 适用于短时间接触较高浓度可能导致刺激、窒息、中枢神经抑制等急性作用及其慢性不可逆性损伤的化学物质。

3. 最高容许浓度（MAC）

MAC：工作地点、在一个工作日内、任何时间有毒化学物质均不应超过的浓度。适用于具有明显刺激、窒息或中枢神经系统抑制作用，可致严重急性损害的化学物质，即急性高毒物质。

4. 超限倍数（相当于短时间接触浓度）

超限倍数：对未制定 PC-STEL 的粉尘和化学有害因素，在符合 PC-TWA 的情况下，任何一次短时间（15 分钟）接触的浓度均不应超过 PC-TWA 的倍数。超限倍数不是职业接触限值，其目的是控制粉尘、化学有害因素浓度向上波动的幅度。

（三）正确应用职业接触限值

1. 应用范围

工作场所有害因素职业接触限值是用人单位监测工作场所环境污染情况、评价工作场所卫生状况和劳动条件以及劳动者接触有害因素程度的重要技术依据，也可用于评估生产装置泄漏情况、评价防护措施效果等，同时也是安全生产监督管理部门实施职业卫生监督检查、职业卫生技术服务机构开展职业病危害评价的重要技术依据。

2. 应用原则

在实施职业卫生监督检查、评价工作场所职业卫生状况或个人接触状况时，应正确运用时间加权平均容许浓度、短时间接触容许浓度或最高容许浓度的职业接触限值，并按照有关标准的规定进行空气采样、测定，以期正确地评价工作场所职业病危害因素的污染状况和劳动者接触水平。

3. PC-TWA 的应用

8 小时时间加权平均容许浓度是评价工作场所环境卫生状况和劳动者接触水平的主要指标。进行职业病危害控制效果评价，如建设项目竣工验收，定期危害评价，系统接触评估，因生产工艺、原材料、设备等发生改变需要对工作环境影响重新进行评价时，尤应着重进行时间加权浓度的检测、评价。

（1）PC-TWA 是 8 小时的时间加权浓度限值，因此，采样时间越接近 8 小时，检测结果越准确，越真实。

（2）个体采样是测定时间加权浓度比较理想的方法，尤其适用于评价劳动者实际接触状况。

（3）定点采样也是测定时间加权浓度的一种方法，要求采集一个工作日内某一工作地点、各时段的样品，按各时段的持续接触时间与其相应浓度乘积之和除以 8，得出 8 小时工作日的时间加权平均浓度。定点检测除了反映个体接触水平外，也适用于评价工作场所环境的卫生状况。

定点检测可按下式计算出时间加权平均浓度：

$$C_{TWA}=(C_1T_1+C_2T_2+\cdots+C_nT_n)\div 8 \quad (4—1)$$

式中 C_{TWA}——8 小时工作日接触化学有害因素的时间加权平均浓度（mg/m^3）；

8——1 个工作日的工作时间（小时），工作时间不足 8 小时者，仍以 8 小时计；

C_1，C_2，…，C_n——T_1，T_2，…，T_n时间段接触的相应浓度；

T_1，T_2，…，T_n——C_1，C_2，…，C_n浓度下相应的持续接触时间。

[例 1]

乙酸乙酯的 PC-TWA 为 200 mg/m^3，劳动者接触状况为：400 mg/m^3接触 3 小时，160 mg/m^3接触 2 小时，120 mg/m^3接触 3 小时。代入上述公式，即：

$$C_{TWA}=(400\times 3+160\times 2+120\times 3)\div 8=235\ mg/m^3$$

此结果大于 200 mg/m^3，超过该物质的 PC-TWA，判定为超标。

[例 2]

同样是乙酸乙酯，若劳动者接触状况为：300 mg/m^3接触 2 小时，200 mg/m^3接触 2 小时，180 mg/m^3接触 2 小时，不接触 2 小时。代入上述公式，即：

$$C_{TWA}=(300\times 2+200\times 2+180\times 2+0\times 2)\div 8=170\ mg/m^3$$

此结果小于 200 mg/m^3，则未超过该物质的 PC-TWA，判定为达标。

4. PC-STEL 的应用

（1）PC-STEL 是与 PC-TWA 相配套的短时间接触限值，可视为对 PC-TWA 的补充，只用于短时间接触较高浓度可导致刺激、窒息、中枢神经抑制等急性作用及其慢性不可逆性组织损伤的化学物质。

（2）在遵守 PC-TWA 的前提下，PC-STEL 水平的短时间接触不引起：

①刺激作用。

②慢性或不可逆性损伤。

③存在剂量—接触次数依赖关系的毒性效应。

④麻醉程度足以导致事故率升高、影响逃生和降低工作效率。即使当日的 TWA 符合要求，短时间接触浓度也不应超过 PC-STEL。当接触浓度超过 PC-TWA、达到 PC-STEL 水平时，一次持续接触时间不应超过 15 分钟，每个工作日接触次数不应超过 4 次，相继接触的间隔时间不应短于 60 分钟。

（3）PC-STEL 是 15 分钟的时间加权平均浓度限值，因此，要求采样时间越接近 15 分钟，结果越准确，越真实，最好进行 15 分钟采样。

（4）对制定有 PC-STEL 的化学物质进行监测和评价时，应了解现场浓度波动情况，在浓度最高的时段按采样规范和标准检测方法进行采样和检测。

5. MAC 的应用

（1）MAC 主要是针对具有明显刺激、窒息或中枢神经系统抑制作用，可导致严重急性损害的化学物质而制定的不应超过的最高容许接触限值，即任何情况都不容许超过的限值。MAC 的检测应在了解生产工艺过程的基础上，根据不同工种和操作地点采集能够代表最高瞬间浓度的空气样品进行检测。

（2）采样时间不超过 15 分钟。在进行职业卫生评价时，制定有 MAC 的有毒物质只需要进行 MAC 检测。

6. 超限倍数的应用

对未制定 PC-STEL 的化学物质和粉尘，采用超限倍数控制其短时间接触水平的过高波动。在符合 PC-TWA 的前提下，粉尘的超限倍数是 PC-TWA 的 2 倍。化学物质的超限倍数见表 4—1。

表 4—1 化学物质超限倍数与 PC-TWA 的关系

PC-TWA（mg/m^3）	最大超限倍数
PC-TWA<1	3
1≤PC-TWA<10	2.5
10≤PC-TWA<100	2.0
PC-TWA≥100	1.5

7. 化学有害因素职业接触限值检测应用

（1）亚急性、慢性化学物的检测

首先进行现场调查和生产工艺调查，确定该化学物质浓度是否波动，如果没有波动或波动小，就只需测量时间加权浓度，不需要测量短时间接触浓度或只测量 1 次短时间接触浓度；如果波动较大，就不仅需要测时间加权浓度，还要选择浓度高时多次测定短时间接触浓度。

（2）检测结果是否超过职业接触限值的判定原则

①有 MAC 的对比 MAC，查看是否超标。

②没有 MAC 的，用时间加权浓度对比 PC-TWA，看是否超过职业接触限值，超过即超标；没有超过的，用短时间接触浓度对比 PCSTEL，看是否超过职业接触限值，超过即超标。

③上述对比，有一个检测结果超过职业接触限值就算超标。

（3）既有总粉尘又有呼吸性粉尘限值的判定

原则上应同时测定总粉尘和呼吸性粉尘的时间加权平均浓度，有一个超过职业接触限值就算超标。

（4）工作场所存在 2 种或 2 种以上化学物的评价

存在 2 种或 2 种以上化学物质时，若缺乏联合作用的毒理学资料，应分别测定各化学物质的浓度，并按各个物质的职业接触限值进行评价；当 2 种或 2 种以上有毒物质共同作用于同一器官、系统或具有相似的毒性作用时，或已知这些物质可产生相加作用时，则按下列公式计算，并进行评价：

$$C_1 \div L_1 + C_2 \div L_2 + \cdots + C_n \div L_n = 1 \qquad (4—2)$$

式中 C_1，C_2，…，C_n——各化学物质所测得的浓度；

L_1，L_2，…，L_n——各化学物质相应的容许浓度限值。

据此算出的比值≤1 时，表示未超过接触限值，符合卫生要求；反之，当比值>1

时，表示超过接触限值，则不符合卫生要求。

（5）关于职业接触限值的其他说明

①化学文摘号：根据物质结构给予的唯一号码，用于查阅化学物质。

②备注栏标（皮）：表示可因皮肤、黏膜和眼睛直接接触蒸气、液体和固体，通过完整的皮肤吸收引起全身效应。

③备注栏标（敏）：指已被人或动物资料证实该物质可能有致敏作用。

④备注栏标（G1、G2A、G2B）：按国际癌症研究中心标注的化学物质致癌性，G1 为确认人类致癌物；G2A 为可能人类致癌物；G2B 为可疑人类致癌物。对于标有致癌性标识的化学物质，应采取职业病防护技术措施与个人使用的职业病防护用品相结合的联合防护措施，减少接触机会，尽可能保持最低接触水平。

8. 物理有害因素职业接触限值应用原则

物理性有害因素多以能量的方式作用于机体，对机体损害与接受的总能量有关，职业接触限值除考虑接触量外，还考虑了接触时间。《工作场所有害因素职业接触限值　第 2 部分：物理有害因素》（GBZ 2.2）中所有接触限值均为上限值，必须按照国家颁布的相关测量方法进行测量和分析。

《工作场所有害因素职业接触限值　第 1 部分：化学有害因素》（GBZ 2.1）和《工作场所有害因素职业接触限值　第 2 部分：物理有害因素》（GBZ 2.2）均不适用于非职业性接触。

二、用人单位实施日常监测

建立、健全工作场所职业病危害因素监测及评价制度，是用人单位应当采取的职业病防治管理措施之一。在日常工作中，经常会提到“监测”“检测”两个词，二者有所不同：“监测”是指长时间对同一物体（目标）进行实时监视，并通过监视掌握其变化的工作过程；而“检测”是指用规定的方法检验、测试某种物体（气体、液体、固体）技术性能指标的具体工作。《职业病防治法》中明确规定了用人单位应当实施职业病危害因素日常监测和职业病危害因素定期检测工作。

这种日常监测是指用人单位根据其工作场所存在的职业病危害因素现状，通过不同的检测手段来实现监测的目的。由用人单位自己开展的周期性职业病危害因素检测工作，通常可以通过配备检测仪器设备和专业人员、安装实时监测设备等方式实现，如本单位不具备自己开展检测工作的能力，也可委托第三方检测机构实现。由用人单位自己开展的日常检测具有连续性和代表性强、可以反映用人单位工作场所职业病危害因素变化的真实情况等特点。

由用人单位实施的职业病危害因素日常监测也是通过检测手段实现的。这种检测对工作场所中职业病危害因素的波动具有监视作用，因此，其检测结果除了用于合规性判断外，更多是观察结果的变化规律，并通过分析预测其变化的趋势，从而为预防和控制危害事故的发生提供科学依据。

在实际工作中，用人单位应该加强自我监测能力的建设，实施由专人负责的职业病危害因素日常监测，并确保监测系统处于正常运行状态。

（一）日常监测技术要求

1. 监测频次

用人单位每月至少应对工作场所职业病危害因素进行一次监测（实时监测除外）。工作场所劳动者人数较多、化学有害因素浓度或物理危害因素强度较高的，用人单位应加大检测频次，确保能够及时发现并处置工作场所存在的职业病危害。

2. 监测方法

用人单位应参照《工作场所空气中有害物质监测的采样规范》（GBZ 159）要求，制定日常检测工作方案，明确检测职业病危害因素的种类、检测周期、检测岗位和检测时段等具体内容。

3. 监测结果判定

检测结果判定参照《工作场所有害因素职业接触限值　第1部分：化学有害因素》（GBZ 2.1）和《工作场所有害因素职业接触限值　第2部分：物理有害因素》（GBZ 2.2）。

4. 监测结果报告和处理

用人单位应将工作场所职业病危害因素日常监测结果及时报告主要负责人，发现浓度（或强度）超过国家职业卫生接触限值标准的，主要负责人应立即组织采取相应的治理措施，指定相关部门或责任人负责落实。高毒作业场所监测结果超标时，应立即停止相关作业，撤离有关人员。经整改监测结果符合要求后，方可恢复作业。

5. 监测结果记录档案

监测结果正常的，应听取劳动者对现场工作的体会和看法，特别是一些良好操作过程和清洁工作场所的要求，逐项记录并归入档案；监测结果超标的，应有明确的处理记录并存入用人单位职业卫生档案备查。用人单位职业病危害因素日常监情况报告处置表示例见表 4—2。

表 4—2　　　　用人单位职业病危害因素日常监测情况报告处置表

报告部门或报告人：					报告日期：	
1. 定期检测超标情况						
工作场所名称	岗位名称	职业病危害因素名称	检测浓度或强度	限值标准	超标倍数	检测日期
2. 主要负责人处置意见（应包括整改措施、责任部门或责任人、时限要求、资金保障等） 主要负责人签字： 日期：						
3. 整改措施落实情况 责任人签字： 日期：						

（二）日常监测管理

用人单位负责人应加强对职业病危害因素日常监测工作的管理，明确负责部门或负责人，及时组织修订完善相关制度，保证足额经费投入，确保日常检测工作顺利进行。

安全监管部门对用人单位职业病危害因素日常监测进行抽查、检查。用人单位应配合安全监管部门的监督检查，如实提供日常监测和定期检测情况。

（三）法律责任

《职业病防治法》第七十一条规定，未实施由专人负责的职业病危害因素日常监测，或者监测系统不能正常监测的，由安全生产监督管理部门责令限期改正，给予警告，可以并处五万元以上十万元以下的罚款。《工作场所职业卫生监督管理规定》第五十条规定：用人单位未实施由专人负责的职业病危害因素日常监测，或者监测系统不能正常监测的，由安全生产监督管理部门责令限期改正，给予警告，可以并处五万元以上十万元以下的罚款。

三、职业病危害因素定期检测

职业病危害因素定期检测，是指用人单位定期委托具备资质的职业卫生技术服务机构对其产生职业病危害的工作场所进行的检测。其目的是通过对工作场所职业病危害因素进行全面的检测，并对检测结果进行全面分析，对工作场所职业病危害因素的种类、危害程度（浓度或强度）、防护措施及其效果进行评价，确定危害类别，为工作场所分类管理、职业病危害治理、职业病诊断与鉴定和安全生产监督管理部门监督执法提供依据。

（一）用人单位委托职业卫生服务机构实施检测

《工作场所职业卫生监督管理的规定》第二十条第一款规定，存在职业病危害的用人单位，应当委托具有相应资质的职业卫生技术服务机构，每年至少进行一次职业病危害因素检测。因此，用人单位应当建立职业病危害因素定期检测制度，每年至少委托具备资质的职业卫生技术服务机构对其存在职业病危害因素的工作场所进行一次全面检测，必要时应增加检测频次，如设备大修后、工艺调整后等。

（二）定期检测工作要求

1. 职业卫生技术服务机构

国家对职业卫生技术服务机构实行资质认可制度。职业卫生技术服务机构应当依法取得职业卫生技术服务机构资质；未取得职业卫生技术服务机构资质的，不得从事职业卫生检测、评价等技术服务。职业卫生技术服务机构的资质从高到低分为甲级、乙级、丙级三个等级，其中：

（1）甲级资质由国家安全生产监督管理总局认可及颁发证书。

（2）乙级资质由省、自治区、直辖市人民政府安全生产监督管理部门（以下简称省级安全生产监督管理部门）认可及颁发证书，并报国家安全生产监督管理总局备案。

（3）丙级资质由设区的市级人民政府安全生产监督管理部门（以下简称市级安全生产监督管理部门）认可及颁发证书，并报省级安全生产监督管理部门备案，由省级安全生产监督管理部门报国家安全生产监督管理总局进行登记。

2. 开展工作的准备

（1）用人单位委托职业卫生技术服务机构对其工作场所职业病危害因素进行检测

前，应当对职业卫生技术服务机构的资质、计量认证范围等事项进行核对，并将相关资质证书复印存档，从源头上确保承担定期检测工作职业卫生技术服务的合法性和专业性。

（2）用人单位与职业卫生技术服务机构签订委托协议后，应将生产工艺、产生职业病危害因素的原辅材料、职业病防护设施设备、劳动用工制度等与检测有关的情况告知职业卫生技术服务机构。

（3）用人单位不得要求职业卫生技术服务机构仅对部分职业病危害因素或部分工作场所进行检测，定期检测范围应当包含《职业病危害因素分类目录》中所列职业病危害因素及国家职业卫生标准中有职业接触限值（检测方法）的职业病危害因素的全部工作场所。

3. 开展工作的保障

（1）用人单位应当将职业病危害因素定期检测工作纳入年度职业病防治计划和实施方案，明确责任部门或责任人，所需检测费用纳入年度经费预算。

（2）用人单位应当在确保正常生产的状况下，配合职业卫生技术服务机构做好采样前的现场调查和工作日写实工作，并由陪同人员在技术服务机构现场记录表上签字确认。

①工作日写实是在岗位生产劳动现场，对整个工作日内的各种活动及其时间消耗，按时间的先后顺序连续观察，如实记录，并进行整理、分析、统计和研究的时间测定方法。

②工作日写实的具体内容包括：写实对象及其所在岗位的基本情况，工作日内从事的各种活动的名称、内容、时间，各种活动的位置，各种职业病危害因素状况和接触时间，写实对象或所在岗位写实时间内完成的工作量等。

（3）职业卫生技术服务机构对用人单位工作场所进行现场调查后，结合用人单位提供的相关材料，制定现场采样方案。用人单位有关负责人按照国家有关采样规范确认无误后，应在采样方案上签字。

4. 检测的实施

（1）职业卫生技术服务机构在进行现场采样时，用人单位应保证生产过程处于正常状态，不得故意减少生产负荷或停产、停机。用人单位因故需要停产、停机或减负运行的，应及时通知技术服务机构改变检测计划，以保证检测结果能够真实反映现场情况。

（2）采样结束时，用人单位陪同人员应对现场采样记录进行确认并签字。

（3）用人单位应对技术服务机构现场采样检测过程进行拍照或摄影留证，并与职业卫生技术服务机构互相监督，保证采样符合以下要求：

①定点采样应包括空气中有害物质浓度最高、劳动者接触时间最长的工作地点，个体采样应包括接触有害物质浓度最高、接触时间最长的劳动者。

②空气中有害物质浓度随季节发生变化的工作场所，应将空气中有害物质浓度最高的季节选择为重点采样季节。

③在工作周内，应将职业病有害因素浓度（强度）最高的工作日选择为重点检测日；在工作日内，应将职业病有害因素浓度（强度）最高的时段选择为重点检测时段。

④对于常年从事接触高温作业的岗位，应在最热季节测量；对于不定期接触高温作业的岗位，应在工期内最热月测量；对于从事室外作业的岗位，应在夏季最热月晴天有太阳辐射时测量。

（三）用人单位的责任

1. 用人单位在委托职业卫生技术服务机构进行定期检测过程中，不得有下列行为：

（1）委托不具备相应资质的职业卫生技术服务机构检测。

（2）隐瞒生产所使用的原辅材料成分及用量、生产工艺与布局等有关情况。

（3）故意减少生产负荷。

（4）要求职业卫生技术服务机构在停产、停电、停机等非正常工作状态下进行检测。

（5）要求职业卫生技术服务机构在异常气象条件、开工时间不足等不能反映真实结果的状态下进行检测。

（6）要求职业卫生技术服务机构更改检测数据。

（7）要求职业卫生技术服务机构对指定地点或指定职业病危害因素进行检测。

（8）妨碍正常采样、检测工作，影响检测结果真实性的其他行为。

2. 用人单位应将工作场所职业病危害因素定期检测、评价结果及时报告主要负责人。在收到定期检测报告后一个月之内，用人单位应当将定期检测结果向所在地安全生产监督管理部门报告。

3. 职业病危害因素强度（或浓度）超过国家职业卫生接触限值标准的，主要负责人应立即组织采取相应的治理措施，指定相关部门或责任人负责落实。对超标情况的处理，应有明确的处理记录并存入用人单位职业卫生档案备查。用人单位职业病危害因素定期检测情况报告处置表示例见表 4—3。

表 4—3　　用人单位职业病危害因素定期检测情况报告处置表

<table>
<tr><td colspan="6">报告部门或报告人：</td><td>报告日期：</td></tr>
<tr><td colspan="7">1. 定期检测超标情况</td></tr>
<tr><td>工作场所名称</td><td>岗位名称</td><td>职业病危害因素名称</td><td>检测浓度或强度</td><td>限值标准</td><td>超标倍数</td><td>检测日期</td></tr>
<tr><td></td><td></td><td></td><td></td><td></td><td></td><td></td></tr>
<tr><td></td><td></td><td></td><td></td><td></td><td></td><td></td></tr>
<tr><td></td><td></td><td></td><td></td><td></td><td></td><td></td></tr>
<tr><td colspan="7">2. 职业卫生技术服务机构建议</td></tr>
<tr><td colspan="7">3. 主要负责人处置意见（应包括整改措施、责任部门或责任人、时限要求、资金保障等）

主要负责人签字：
日期：</td></tr>
<tr><td colspan="7">4. 整改措施落实情况

责任人签字：
日期：</td></tr>
</table>

（四）后续整改和治理

工作场所职业病危害因素检测结果不符合职业卫生标准和卫生要求时，用人单位应当立即采取相应的治理措施，不可盲目采用个人防护措施。若通过治理仍然达不到国家职业卫生标准和卫生要求，则首先通过技术手段将职业病危害因素控制到可以接受的范围内，其次通过采取有效的个人使用的职业病防护用品可以使职业病危害因素强度（或浓度）达到国家标准规定的有害因素接触限值时，方可使用个人防护用品。

（五）法律责任

《职业病防治法》第七十二条规定，用人单位未按照规定对工作场所职业病危害因素进行检测的，由安全生产监督管理部门给予警告，责令限期改正，逾期不改正的，处五万元以上二十万元以下的罚款；情节严重的，责令停止产生职业病危害的作业，或者提请有关人民政府按照国务院规定的权限责令关闭。《工作场所职业卫生监督管理规定》第五十一条规定，用人单位未按照规定对工作场所职业病危害因素进行检测、现状评价的，由安全生产监督管理部门给予警告，责令限期改正，逾期不改正的，处五万元以上二十万元以下的罚款；情节严重的，责令停止产生职业病危害的作业，或者提请有关人民政府按照国务院规定的权限责令关闭。

第二节 工作场所职业病危害现状评价

职业病危害现状评价，是已经投产并在生产过程中产生或存在职业病严重危害［根据《建设项目职业病危害风险分类管理目录（2012 年版）》判定］和发生职业病危害事故的用人单位，根据职业病防治法律、法规的相关规定，委托具有职业卫生技术服务资质的机构对用人单位正常生产状态下的职业卫生管理状况以及工作场所职业病危害因素及危害程度、职业病防护措施及效果、健康影响等做出的综合评价。通过现状评价，可以及时发现用人单位存在的问题，提出改进措施和建议，为用人单位做好职业病防治和职业病危害申报等工作提供科学依据。

一、现状评价基本要求

按照《工作场所职业卫生监督管理规定》的有关规定，职业病危害严重的用人单位应当委托具有相应资质的职业卫生技术服务机构，每三年至少进行一次职业病危害现状评价。有下述情形之一的，应当及时委托具有相应资质的职业卫生技术服务机构进行职业病危害现状评价：

（一）初次申请职业卫生安全许可证，或者职业卫生安全许可证有效期届满申请换证的。

（二）发生职业病危害事故的。

（三）国家安全生产监督管理总局规定的其他情形。

同时要求，用人单位应当落实职业病危害现状评价报告中提出的建议和措施，并将职业病危害现状评价结果及整改情况存入本单位职业卫生档案。

《用人单位职业病危害现状评价技术导则》（AQ/T 4270—2015）中规定了用人单位职业病危害现状评价的目的、基本原则、依据、范围、方法、程序、内容等要求。

二、评价依据和范围

（一）评价依据

1. 用人单位从事生产经营活动过程中的职业卫生有关资料。

2. 近3年职业病危害因素日常监测和职业健康监护资料。

3. 最近1次职业卫生评价报告。

4. 职业卫生调查、职业卫生检测等资料，以及与评价工作有关的其他资料。

（二）评价范围

以用人单位生产经营活动所涉及的内容、场所、过程等为准，用人单位外包（委）工程、辅助生产岗位均应纳入评价范围。在实际工作中，可以采用列表的形式明确评价范围，以防止在评价过程中出现遗漏。工作场所职业病危害现状评价范围见表4—4。

表4—4　　工作场所职业病危害现状评价范围一览表

序号	建（构）筑物名称	工作内容	生产设施设备	备注

注：1. 建（构）筑物包括厂房、车间、装置、仓库、罐区、行政办公楼以及其他辅助建（构）筑物。
2. 生产设备包括生产装置或流水线名称等设施设备。

三、评价内容与评价方法

（一）评价内容

评价内容包括：总体布局、设备布局、建筑卫生学、职业病危害因素、职业病防护设施与应急救援设施、职业健康监护、个人使用的职业病防护用品、辅助用室和职业卫生管理等九项内容。

（二）评价方法

对用人单位正常生产期间劳动者职业病危害因素接触水平、职业病防护设施效果以及职业卫生管理措施进行综合分析、定性和定量评价。常用的方法包括职业病危害作业分级法、类比法、检查表分析法、职业卫生调查法、职业卫生检测法和职业健康检查法等。

四、评价程序

（一）准备阶段

1. 收集资料与初步现场调查

（1）用人单位最近 1 次职业卫生评价报告，以及近 3 年职业病危害因素监测及检测资料。

（2）工程技术资料，主要包括：

①用人单位所在地的气象条件（主导风向、全年和夏季最小频率风向、风速、气温等）。

②主要原、辅材料名称、成分、化学品安全技术说明书（MSDS）与年用量。

③产品、产量、中间产品、副产品、联产品。

④工作场所的总体布局。

⑤生产工艺与设备布局。

⑥生产岗位设置、人员配备及工作制度。

⑦职业病防护设施分布。

⑧个人使用的职业病防护用品配备。

⑨辅助用室。

⑩急救援措施。

⑪警示标识。

（3）近 3 年劳动者职业健康监护资料，包括既往职业健康检查结果汇总资料、职业病发病资料和职业中毒事故资料等。

（4）国家、地方、行业有关职业卫生方面的法律、法规、标准、规范。

2. 编制评价工作方案

主要包括概述、编制依据、评价方法和范围及内容、用人单位概况、职业卫生检测方案、组织计划等。

（二）实施阶段

1. 职业卫生调查

包括用人单位概况、地理位置及主要自然环境概况、原辅材料及产品、岗位定员及工作制度。

2. 职业卫生检测

包括职业病危害因素检测、职业病防护设施检测、建筑卫生学检测三部分内容。

3. 职业病危害评价

包括总体布局评价、设备布局评价、建筑卫生学评价、职业病危害因素评价、职业病防护设施与应急救援设施评价、职业健康监护评价、个人使用的职业病防护用品评价、辅助用室评价、职业卫生管理评价。

4. 给出评价结论

这部分是职业病危害现状评价的重点内容，包括分项结论和职业病危害风险分类。

5. 提出措施建议

针对分项中出现的问题提出整改措施，对下一步检测与评价工作提出建议。

6. 编制现状评价汇总表

归纳上述评价内容，便于有针对性地指导用人单位开展职业病防治工作。

（三）报告编制阶段

1. 对实施阶段调查所得的资料和检测数据进行综合分析、整理，给出评价结论，并提出相应的对策措施和可行性建议，完成用人单位职业病危害现状评价报告书与资料性附件的编制。

2. 职业病危害现状评价报告书应全面、概括地反映用人单位职业病防治工作的现状，着重指出用人单位自最近 1 次职业卫生评价以来（首次评价系自正式投产以来）在职业病防治方面的变化趋势，应具有阶段性和持续性的特点。

五、评价结论

通过对用人单位总体布局、设备布局、建筑卫生学、职业病危害因素、职业病防护设施与应急救援设施、职业健康监护、个人使用的职业病防护用品、辅助用室和职业卫生管理等 9 项内容进行评价后，对用人单位职业病危害风险做出分级结论。

(一) 分项结论

1. 分项评价

对用人单位职业病危害现状及职业病危害防治现状进行逐项评价，可参照表 4—5 进行判断。

表 4—5 用人单位职业病危害现状评价分项结论

序号	项目	判断	存在问题简要说明
1	总体布局		
2	设备布局		
3	建筑卫生学		
4	职业病危害因素		
5	职业病防护设施与应急救援设施		
6	职业健康监护		
7	个人防护用品		
8	辅助用室		
9	职业卫生管理		

2. 分项结论

分项结论分为符合、基本符合、不符合三种，对于结论为不符合和基本符合的项目存在的问题做出简要说明。如果问题比较多或复杂，应在评价报告相应位置进行说明。

3. 职业病危害风险分类

采用定量分级或风险评估的方法，对用人单位职业病防治现状进行综合性评价，并对用人单位职业病危害风险做出“一般、较重、严重”的分级结论。

(二) 提出措施建议

1. 结论中主要问题解决对策

针对分项结论中存在的问题，从组织管理、工程技术、个人防护、应急救援等方面，有针对性地提出用人单位职业病防治日常管理工作的整改性、持续改进性和预防性等合理的、可行的对策措施。

2. 意见和建议

对用人单位下一阶段应开展的评价或检测工作提出建议。

（三）编制现状评价汇总表

归纳用人单位劳动者职业病危害暴露情况和接触水平、采取的职业病防护措施情况，以更加清晰、准确地指导用人单位有针对性地开展职业健康监护、职业卫生管理和职业病危害项目申报工作。职业病危害现状汇总表格式见表 4—6。

表 4—6　　××单位职业病危害现状汇总表

评价单元	岗位/工种	工作地点	工作方式①	接触职业病危害因素种类	检测结果②	接触职业病危害因素人数			日接触时间③	是否进行职业健康检查		职业病防护设施		个人使用的职业病防护用品	
						总数	男	女		是（人数）	否	有（名称）	无	有（名称）	无

注：①工作方式应填写“定点作业/巡检作业”等。

②检测结果以该种职业病危害因素的最高检测浓度（或强度）为依据，填写“合格/不合格”，同时具有 PC-STEL 和 PC-TWA 的职业病危害因素，以其 C_{TWA} 结果为准。

③日接触时间为该岗位/工种接触相应职业病危害因素的最长时间，实际接触时间不超过所列时间。

第三节　工作场所职业病危害因素检测结果保存

职业病危害因素监测、检测、评价的根本目的是为了消除或减少工作场所职业病危害因素对劳动者健康的影响，保护劳动者健康。因此，及时了解、掌握工作场所职业病危害因素的浓度或强度，早期发现职业病危害，及时采取防护措施，消除或减少职业病危害因素对劳动者健康的影响，是职业病二级预防中的关键环节。

用人单位通过日常监测，可以及时了解、掌握工作场所职业病危害因素的浓度（或强度）变化的程度。通过定期对工作场所进行职业病危害因素检测，对工作场所职业病危害因素的种类、危害程度（浓度或强度）、防护措施及其效果进行评价，确定职业病危害类别，为工作场所分类管理、职业病危害治理、职业病诊断与鉴定和职业卫生监督管理部门执法提供依据。

从某种意义上讲，定期检测也可视为日常监测结果的符合性抽测，日常监测也是定期检测的预检测，可以使检测结果更加趋于真实。无论是日常监测还是定期检测，其结果必须存入用人单位职业卫生档案，向所在地安全生产监督管理部门报告并向劳动者公布。

一、检测和评价结果存入用人单位职业卫生档案

（一）职业卫生档案

职业卫生档案，是指职业卫生监督执法、职业卫生技术服务、职业病防治、职业安全健康管理以及职业卫生科学研究活动中形成的，具有保存价值的文字、材料、图纸、照片、报表、录音带、录像、影片、计算机数据等文件材料。职业卫生档案是职业病防治过程的真实记录和反映。用人单位建立完善的职业卫生档案，有利于用人单位系统、动态追踪和掌握国家对于职业病防治的要求；有利于为用人单位系统开展职业卫生工作积累资料；有利于用人单位接受职业卫生监督管理部门监督，受到法律保护；有利于解决用人单位和劳动者可能发生的法律纠纷；更有利于用人单位加强自身职业卫生管理和提高职业病防治水平。

（二）职业卫生档案的建立

根据《职业病防治法》有关规定，用人单位应当建立、健全职业卫生档案和劳动者职业健康监护档案。用人单位应将工作场所职业病危害因素检测、评价结果存入用人单位职业卫生档案。用人单位应当为劳动者建立职业健康监护档案，并按照规定的期限妥善保存。

（三）职业卫生管理档案种类

1. 用人单位职业卫生档案包括以下主要内容：

（1）建设项目职业卫生“三同时”档案。

（2）职业卫生管理档案。

（3）职业卫生宣传培训档案。

（4）职业病危害因素监测与检测评价档案。

（5）用人单位职业健康监护管理档案。

（6）劳动者个人职业健康监护档案。

（7）法律、行政法规、规章要求的其他资料文件。

2. 工作场所职业病危害因素检测评价档案包括以下内容：

（1）职业病危害因素检测与评价委托书。

（2）职业病危害因素检测与评价承担单位资质证明材料。

（3）生产工艺流程图。

（4）生产或使用的原、辅材料名称及用量、产品、副产品、中间产品产量。

（5）职业病危害因素分布情况。

（6）职业病危害因素动态监测结果及其汇总资料。

（7）职业病危害因素检测与评价报告。

（8）职业病危害因素检测结果告知情况。

二、用人单位履行检测和评价结果定期报告责任

职业病危害因素检测和评价结果在存入档案的同时，一方面用于职业病危害项目申报，另一方面也为安全生产监督管理部门的监督执法提供法律依据，同时也可为职业病诊断和鉴定提供工作场所资料。因此，妥善保管好职业卫生档案资料既是《职业病防治法》规定的用人单位责任和义务，又是用人单位承担社会责任的体现，更是用人单位健康发展的能力保证。

三、用人单位职业卫生档案的保管要求

职业卫生档案是职业病防治过程的真实记录和反映，根据《职业病防治法》规定，用人单位应当建立职业卫生档案，并指定专（兼）职人员负责。

（一）职业卫生档案案卷归档前要做好以下事项：

1. 简明扼要地拟写案卷标题，包括文件制发机关、内容、文种三个部分，标题要反映案卷的内容。

2. 根据档案保管期限的规定，注明每一案卷的保管期限，职业卫生档案一般需要永久保存。

3. 填写卷内目录、备考表及案卷皮、编号，装订成卷。

4. 归档的案卷要填写移交目录，双方签字。

（二）对各部门移交来的职业卫生档案，档案室要认真进行质量检查，及时编号登

记，入库保管。

（三）档案管理人员对档案的收进、移出、销毁、管理、借阅、利用等情况要进行登记，档案管理人员调离时，必须办好交接手续。

（四）要保证职业卫生档案库房的坚固、安全，做好防盗、防火、防虫、防鼠、防高温、防潮、通风等工作，并有应急措施。职业卫生档案库要设专人管理，定期检查清点，发现档案破损、变质时，要及时修补复制。

（五）借阅职业卫生档案的人员应当爱护档案，职业卫生档案室严禁吸烟，严禁对职业卫生档案拆卷、涂改、污损、转借和擅自翻印。

（六）严格执行借阅制度。对于涉及劳动者个人健康的资料，用人单位应当履行保密义务。

第五章　用人单位履行职业病告知责任

职业病危害告知，是指用人单位通过签订劳动合同、公告、培训等方式，使劳动者知晓工作场所产生或存在的职业病危害因素、防护措施、对健康的影响以及健康检查结果等的行为。

第一节　劳动者知情权告知

知情权又称为信息权或了解权。广义知情权，是指知悉、获取信息的自由与权利，包括从官方或非官方知悉、获取相关信息；狭义知情权，仅指知悉、获取官方信息的自由与权利。

根据《职业病防治法》的规定，对于产生职业病危害的用人单位，劳动者的知情权包括在醒目位置设置公告栏，公布有关职业病防治的规章制度、操作规程、职业病危害事故应急救援措施和工作场所职业病危害因素检测结果。对产生严重职业病危害的作业岗位，应当在其醒目位置设置警示标识和中文警示说明。向用人单位提供可能产生职业病危害的设备、化学品、放射性同位素和含有放射性物质的材料的，应当提供中文说明书，并在设备的醒目位置设置警示标识和中文警示说明。

《职业病防治法》还规定，用人单位与劳动者订立劳动合同（含聘用合同）时，应当将工作过程中可能产生的职业病危害及其后果、职业病防护措施和待遇等如实告知劳动者，并在劳动合同中写明，不得隐瞒或者欺骗。对从事接触职业病危害作业的劳动者，用人单位应当组织上岗前、在岗期间和离岗时的职业健康检查，并将检查结果如实告知劳动者。劳动者有权了解工作场所产生或者可能产生的职业病危害因素、危害后果和应当采取的职业病防护措施。

一、职业病危害告知的方式和内容

（一）告知的方式

1. 签订劳动合同

用人单位与劳动者订立劳动合同（含聘用合同，以下简称劳动合同）时，应当在劳动合同中写明工作过程可能产生的职业病危害及其后果、职业病危害防护措施和待遇（岗位津贴、工伤保险等）等内容，同时以书面形式告知劳务派遣人员。

2. 公告

产生职业病危害的用人单位应当设置公告栏，公布本单位职业病防治的规章制度等内容。设置在办公区域的公告栏，主要公布本单位的职业卫生管理制度和操作规程等；设置在工作场所的公告栏，主要公布存在的职业病危害因素及岗位、健康危害、职业接触限值、应急救援措施，以及工作场所职业病危害因素检测结果、检测日期、检测机构名称等。

3. 培训

用人单位应对劳动者进行上岗前的职业卫生培训和在岗期间的定期职业卫生培训，使劳动者知悉工作场所存在的职业病危害，掌握有关职业病防治的规章制度，操作规程，应急救援措施，职业病防护设施和个人使用的职业病防护用品的正确使用、维护的方法及相关警示标识的含义。劳动者经书面和实际操作考试合格后，方可上岗作业。

4. 在醒目位置设置警示线、警示标识

用人单位应在产生或存在职业病危害因素的工作场所、作业岗位、设备、材料（产品）包装、储存场所设置相应的警示标识。对于产生职业病危害的工作场所，应当在工作场所入口处、产生职业病危害的作业岗位或设备附近的醒目位置设置警示标识。

（二）告知的内容

1. 职业病防治的规章制度。

2. 职业病危害及后果。

3. 职业病防治措施和待遇。

4. 操作规程。

5. 职业病危害事故应急救援措施。

6. 工作场所职业病危害因素监测、评价结果。

7. 职业健康检查结果。

8. 职业病或职业禁忌证。

9. 法律法规规定的其他告知事项。

二、签订的劳动合同中应载明可能产生的职业病危害及其后果

劳动合同，是指劳动者与用人单位确立劳动关系、明确双方权利和义务的协议。这里讲的劳动合同，包括聘用合同。用人单位与劳动者签订劳动合同时应当注意：一是应将所有注意事项写清楚；二是如实告知真实情况，不得隐瞒，不得欺骗劳动者。

《职业病防治法》第三十三条规定："用人单位与劳动者订立劳动合同（含聘用合同，下同）时，应当将工作过程中可能产生的职业病危害及其后果、职业病防护措施和待遇等如实告知劳动者，并在劳动合同中写明，不得隐瞒或者欺骗。

"劳动者在已订立劳动合同期间因工作岗位或者工作内容变更，从事与所订立劳动合同中未告知的存在职业病危害的作业时，用人单位应当依照前款规定，向劳动者履行如实告知的义务，并协商变更原劳动合同相关条款"。

"用人单位违反前两款规定的，劳动者有权拒绝从事存在职业病危害的作业，用人单位不得因此解除与劳动者所订立的劳动合同。"

《用人单位职业病防治指南》（GBZ/T 225）第 4.6.2 条中也明确指出："用人单位应与所有形式的用工者签订劳动合同。在劳动合同中，用人单位应将工作过程中可能产生的职业病危害的种类、危害程度及其后果告知劳动者，将职业病危害告知作为劳动合同的必备条款。"

《用人单位职业病危害告知与警示标识管理规范》（安监总厅安健〔2014〕111 号）第七条第一款规定："用人单位与劳动者订立劳动合同（含聘用合同，下同）时，应当在劳动合同中写明工作过程可能产生的职业病危害及其后果、职业病危害防护措施和待遇（岗位津贴、工伤保险等）等内容。同时，以书面形式告知劳务派遣人员。"

（一）劳动合同职业病危害告知书

实际工作中，大部分用人单位以签订“劳动合同职业病危害告知书”作为补充协议来完成职业病危害告知。

职业病危害告知书的主要内容包括：所在部门及岗位名称、存在职业病危害因素、可能产生的健康损害、职业病防护措施、职业禁忌证等。告知书内容要准确、详细，如喷漆工，存在的职业病危害因素项不能只填写“苯”，而要按照职业病危害因素检测报告中检测出的内容如实填写。职业病防护措施包括职业病防护设施、设备以及个人使用的职业病防护用品，应给出所使用的防护设施、设备及个人使用的职业病防护用品的具体生产厂家、型号等，如喷漆工使用3M 6200面具＋6001有机蒸气滤毒盒＋5N11CN滤棉的组合型防毒面具或3M620P套装防毒面具，单纯接触粉尘劳动者使用3M9001防尘口罩等。这样不但规范了用人单位职业病危害防护措施，同时让劳动者更清楚、直观地了解了职业病危害相关的防护措施。职业病危害告知书可参照《用人单位职业病危害告知与警示标识管理规范》（安监总厅安健〔2014〕111号）给出的示例执行。

范例

职业病危害告知书示例

根据《职业病防治法》第三十四条的规定，用人单位（甲方）在与劳动者（乙方）订立劳动合同时应告知工作过程中可能产生的职业病危害及其后果、职业病防护措施和待遇等内容：

（一）所在工作岗位、可能产生的职业病危害、后果及职业病防护措施：

所在部门及岗位名称	职业病危害因素	职业禁忌证	可能导致的职业病危害	职业病防护措施
例：铸造车间铸造工	粉尘	活动性肺结核病 慢性阻塞性肺病 慢性间质性肺病 伴肺功能损害的疾病	尘肺	除尘装置 防尘口罩

（二）甲方应依照《职业病防治法》及《职业健康监护技术规范》（GBZ188）的要求，做好乙方上岗前、在岗期间、离岗时的职业健康检查和应急检查。一旦发生职业病，甲方必须按照国家有关法律、法规的要求，为乙方如实提供职业病诊断、鉴定所

需的劳动者职业史和职业病危害接触史、工作场所职业病危害因素检测结果等资料及相应待遇。

（三）乙方应自觉遵守甲方的职业卫生管理制度和操作规程，正确使用维护职业病防护设施和个人职业病防护用品，积极参加职业卫生知识培训，按要求参加上岗前、在岗期间和离岗时的职业健康检查。若被检查出职业禁忌证或发现与所从事的职业相关的健康损害的，必须服从甲方为保护乙方职业健康而调离原岗位并妥善安置的工作安排。

（四）当乙方工作岗位或者工作内容发生变更，从事告知书中未告知的存在职业病危害的作业时，甲方应与其协商变更告知书相关内容，重新签订职业病危害告知书。

（五）甲方未履行职业病危害告知义务，乙方有权拒绝从事存在职业病危害的作业，甲方不得因此解除与乙方所订立的劳动合同。

（六）职业病危害告知书作为甲方与乙方签订劳动合同的附件，具有同等的法律效力。

甲方（签章）　　　　　乙方（签字）

年　月　日　　　　　年　月　日

（二）劳动合同职业病危害告知书应注意的问题

1. 项目填写准确、完整

项目填写不完整是用人单位普遍存在的问题，如电焊工接触的职业病危害因素只填写粉尘（烟尘），很明显疏漏了其他危害因素，应该按照职业卫生技术服务机构识别出的职业病危害因素填写。

2. 职业健康损害应与职业病危害因素相匹配

如接触苯系物，填写的职业病危害为“尘肺”，很明显对职业病危害因素给劳动者造成的职业健康损害不清楚，这可能导致职业病危害防护措施出现原则性错误。在实际工作中，苯与甲苯、二甲苯是完全不同的物质，要准确了解本单位使用的有机溶剂名称及其对健康的危害，显然“尘肺”是不准确的。

3. 职业病防护措施与职业病危害因素相匹配

如喷漆工，职业病危害防护措施中只填写“防尘口罩”，电焊工只填写“防护面罩”是不完整的。

4. 职业病危害防护措施应明确给出具体的品牌、型号

接触粉尘的劳动者，职业病危害告知书中防护措施一栏只填写“口罩”是不明确的，因为口罩包括很多种，只有专业的防尘口罩才具有高效防尘的效果。

（三）告知书内容填写建议

由于职业病危害告知书中涉及的内容比专业性比较强，因此需要一些专业的材料进行辅助填写，这里说的专业的材料就是指职业病危害因素检测及评价报告、现状报告和职业健康检查评价报告。

关于职业病危害告知书中“所在部门及岗位名称、存在职业病危害因素、职业病防护措施”三项内容，可以参考工作场所职业病危害因素检测报告或是工作场所现状评价报告中的“检测岗位、有害因素、防护措施”三部分内容填写。

关于职业病危害告知书中“可能产生的健康损害、职业禁忌证”两项内容，可以参考职业健康检查评价报告。

三、签订的劳动合同应载明职业病待遇

（一）职业病相关待遇

职业病相关待遇包括劳动者享有的保险福利待遇以及患职业病后应享有的职业病病人的待遇。《职业病防治法》对用人单位依法参加工伤保险、疑似职业病病人医疗保障、职业病病人待遇等均做出了明确的规定。所有这些条款归纳起来有以下几点：

1. 用人单位必须为劳动者参加工伤保险，否则用人单位承担后果。

2. 劳动者在未患职业病之前，拥有职业病危害的岗位津贴、职业健康检查的待遇。

3. 查出职业禁忌证，用人单位需要调换岗位后妥善安置。

4. 疑似职业病病人在诊断、医学观察期间的费用，由用人单位承担。

5. 诉讼期间，劳动者的治疗费用按照职业病待遇规定的途径支付。

6. 一旦被诊断为职业病，除了工伤保险外，可以提出民事赔偿；用人单位应安排职业病病人治疗、康复和定期检查；不适宜继续从事原工作的职业病病人，应当调离原岗位，并妥善安置。

7. 职业病病人变动工作单位，其依法享有的待遇不变。

（二）相关待遇变化告知

根据《职业病防治法》的有关规定，用人单位应在签订劳动合同时对职业病相关待遇明确列出，同时，用人单位应将《职业病防治法》中“岗位津贴”、调岗后的“妥善安置”等内容细化告知劳动者，以避免后期引起不必要的纠纷。如调岗后工资的变动情况，后期被检查出职业禁忌证、职业病后的待遇以及妥善安置的具体办法等。若使用统一制式劳动合同文本，则可在职业病告知书中增加关于待遇方面的补充说明。

在实际工作中，部分正式合同文本中关于保险福利待遇方面，只有“乙方因工负伤的工资和医疗保险待遇按国家和有关规定执行”一条，具体的规定条款或标准并未列出。而补充协议里经常出现“若您被检查出职业禁忌证或发现与您所从事的职业相关的健康损害，必须服从本公司为保护您职业健康而调离原岗位并妥善安置的工作安排”，但具体的工作安排及待遇也并未清楚告知。所以，在职业病待遇方面，如果按照国家有关规定将具体项目逐条列出，“调离原岗位并妥善安置”需明确妥善安置的具体办法、安置岗位及待遇，如果涉及补偿，还需要明确职业病补偿的相关条款。

四、违法职业病告知义务的法律责任

《职业病防治法》第七十一条规定，用人单位有下列行为之一的，由安全生产监督管理部门责令限期改正，给予警告，可以并处五万元以上十万元以下的罚款：一是订立或者变更劳动合同时，未告知劳动者职业病危害真实情况的；二是未按照规定组织职业健康检查、建立职业健康监护档案或者未将检查结果书面告知劳动者的；

《职业病防治法》第七十二条规定，用人单位有下列行为之一的，由安全生产监督管理部门给予警告，责令限期改正，逾期不改正的，处五万元以上二十万元以下的罚款；情节严重的，责令停止产生职业病危害的作业，或者提请有关人民政府按照国务院规定的权限责令关闭：一是未按照规定安排职业病病人、疑似职业病病人进行诊治的；二是未按照规定在产生严重职业病危害的作业岗位醒目位置设置警示标识和中文警示说明的；三是未按照规定承担职业病诊断、鉴定费用和职业病病人的医疗、生活保障费用的。

第二节　管理规范和管理制度告知

根据《职业病防治法》的有关规定，产生职业病危害的用人单位，应当在醒目位置设置公告栏，公布有关职业病防治的规章制度、操作规程、职业病危害事故应急救援措施和工作场所职业病危害因素检测结果。

《用人单位职业病危害告知与警示标识管理规范》明确要求，产生职业病危害的用人单位应当设置公告栏，公布本单位职业病防治的规章制度等内容，同时对设置在不同区域的公告栏所公告的内容进行了分类：

第一类：设置在办公区域的公告栏，主要公布本单位的职业卫生管理制度和操作规程等；

第二类：设置在工作场所的公告栏，主要公布存在的职业病危害因素及岗位、职业健康危害、职业接触限值、应急救援措施，以及工作场所职业病危害因素检测及评价结果、检测日期、检测机构名称等。

一、在醒目位置公布有关职业病防治的规章制度、操作规程

用人单位对劳动者进行的上岗前职业卫生培训中，应对规章制度、操作规程进行详细的讲解分析、实例示范，以便劳动者能充分领会规章制度、操作规程的重要性并切实掌握，同时，在岗期间的定期职业卫生培训中也要经常涉及相关内容。对违反职业卫生管理规定的劳动者要明确处罚措施，不能置之不理。

《用人单位职业病防治指南》（GBZ/T 225）要求公告栏应设置在厂区的醒目位置，公告以书面形式公布。考虑到公告栏的有限性，公布的规章制度、操作规程应简明易懂、条款清楚、逐条列出、用词规范，同时保证劳动者能够理解掌握。

公告栏中公布的规章制度至少要包括：

（一）职业病防治领导小组名单、小组成员责任及电话：以便及时沟通。

（二）工作场所职业病危害因素检测及评价制度：其中要明确写出职业病危害涉及的人群、车间分布、各车间检测项目及每个项目的国家标准限值。

（三）劳动者职业健康检查及档案管理制度：要明确职业健康检查计划、职业健康监护人群、车间分布、对职业健康监护中发现的职业禁忌证或职业病病人的安置办法、应急救援人员应急检查办法、职业健康监护档案的管理、费用负担。

（四）个人使用的职业病防护用品使用管理制度：明确标出接触不同职业病危害因素的劳动者需要使用或佩戴的防护用品的种类、规格、型号、有效使用期限、存放要求、质量检查及维护方法等。

（五）职业病防护设施操作规程：在保证工艺和安全操作规程的前提下，加入职业病危害因素预防的操作程序，如粉尘作业开始前，首先要开启降尘设施，佩戴专业防尘口罩，然后才能开始作业。

（六）职业病危害警示与告知制度：工作场所必须有明确的职业病危害告知卡和警示标识，提示劳动者按照操作规程使用职业病防护设施、佩戴个人使用的职业病防护用品。人力资源部在与劳动者签订劳动合同时，必须将劳动者接触职业病危害因素及其后果以书面形式告知。

（七）职业病危害事故应急救援措施：见本书第九章。

二、在醒目位置公布职业病危害事故应急救援措施

职业病危害事故应急救援措施应明确责任人、组织机构、事故发生后的疏通线路、紧急集合点、技术方案、救援设施的维护和启动、医疗救护方案等内容。而公告栏中公布的职业病危害事故应急救援预案要明确载明责任人，电话，现场急救用品名称、使用方法及步骤，冲洗设备，应急撤离通道，紧急集合点和必要的泄险区，定期公布职业病危害事故应急处理设备、设施检查维护情况。所有公布内容要求语言简单易懂，条理清晰，确保按照应急预案可以做到安全、有序的撤离。

第三节　工作环境及劳动者个人健康状况告知

这里讲到的工作环境，是指劳动者所在工作场所的环境条件，也就是劳动者工作时所处的、人为布置的、与工作相关的环境，包括设施、设备、工具、用具等。个人

健康状况主要指劳动者获得的职业健康检查的五种结论。职业健康检查结果应该由职业健康检查机构通过各种直接或间接的方法送达劳动者，确保劳动者能够收到自己的检查结果。

一、工作场所职业病危害因素监测、评价结果告知

工作场所职业病危害因素检测结果与每个劳动者有密切关系，是用人单位必须履行的义务。为了直接了解工作场所职业病危害因素检测结果，劳动者可以采取以下办法：

（一）由职业卫生技术服务机构汇总一张简单易懂的表格，内容包括：车间及工种、职业病危害因素、检测结果、国家职业卫生标准限值、防护情况等。不合格或与国家标准值很接近的数值加黑标出，用以引起用人单位和劳动者的警觉，促使劳动者自觉佩戴个人使用的职业病防护用品。表格形式见表5—1。

表5—1　　工作场所职业病危害因素检测结果公示表

检测机构名称：

检测日期：

车间及工种	职业病危害因素	检测结果	国家标准限值	评价结果	防护情况
××车间电焊工	电焊烟尘	3.9 mg/m^3	4 mg/m^3	合格	合格

公示日期：　　　　公示部门：　　　　部门负责人：

（二）也可由用人单位职业卫生管理人员按照表5—1的格式进行汇总，然后将汇总结果在公告栏进行公告，方便劳动者查阅。

（三）利用劳动者职业卫生知识培训的机会，将检测结果以表格形式进行告知，并可进行适当解读，以便劳动者能够真正了解检测结果。

二、劳动者职业健康检查结果告知

（一）法律规定的告知义务

根据《职业病防治法》有关规定，用人单位应对劳动者进行上岗前、在岗期间和离岗时的职业健康检查，并将检查结果书面告知劳动者。《职业健康检查管理办法》规定，职业健康检查机构应当在职业健康检查结束之日起30个工作日内将职业健康检查

结果（包括劳动者个人职业健康检查报告和用人单位职业健康检查总结报告）书面告知用人单位，用人单位应当将劳动者个人职业健康检查结果及职业健康检查机构的建议等情况书面告知劳动者。当发现疑似职业病病人和存在职业禁忌证的劳动者时，应当及时告知用人单位和劳动者。这些规定明确了用人单位和职业健康检查机构应该承担的告知义务：

1. 用人单位收到职业健康检查机构劳动者个人职业健康检查结果和建议等情况报告后，应将检查结果和建议书面告知劳动者。

2. 职业健康检查机构发现疑似职业病病人时，应当首先告知劳动者本人并及时通知用人单位。

3. 职业健康检查机构发现存在职业禁忌证的劳动者时，应当同时告知用人单位和劳动者。

（二）职业健康检查机构告知的方法

按照《职业健康监护技术规范》（GBZ　188）的规定，职业健康检查机构完成职业健康检查后，应该出具劳动者职业健康检查个体结论报告，这个报告是对每位受检对象的检查结果汇总表，主检医师审阅后填写检查结论并签名后发出。检查中发现有疑似职业病、职业禁忌证、需要复查和有其他疾病的劳动者，要出具体检结论报告，包括受检者姓名、性别、接触职业病危害因素名称、检查异常所见、本次体检结论和建议等。职业健康检查个体结论报告一式两份，一份给劳动者或受检者指定的人员，一份给用人单位。

（三）个体职业健康检查结论

职业健康检查的主要目的是发现目标疾病，即职业病和职业禁忌证。根据《职业健康监护技术规范》（GBZ 188）的规定，劳动者个体的职业健康检查结论可分为以下5种：

1. 目前未见异常

“目前未见异常”的结论，是指本次职业健康检查各项检查指标均在正常范围内的情况。该结论只在劳动者体检的时间和承担职业健康检查的医疗机构内有效。

2. 复查

“复查”的结论，是指检查时发现与目标疾病相关的单项或多项指标异常，需要复查确定的情况。该结论应同时明确复查的内容和时间。该结论仅针对目标疾病的相关项目，其他的复查项目全部属于第五种结论，即其他疾病或异常。需特别注意的是，劳动者一定要在职业健康检查机构规定的复查时间内进行复查。

3. 疑似职业病

"疑似职业病"的结论，是指检查发现疑似职业病或可能患有职业病，需要提交职业病诊断机构进一步明确诊断的情况。该结论仅指职业健康检查机构高度怀疑，与职业病诊断机构因"劳动者已经进入疾病状态，只是症状和体征尚未达到职业病诊断标准"而提出的"疑似职业病"有着本质不同。对于职业健康检查机构做出的"疑似职业病"结论，职业病诊断机构进一步明确诊断时，可能有两种结果：一是确诊为职业病，二是排除职业病。因此，劳动者应该尽快到职业病诊断机构进行深入检查。

4. 职业禁忌证

职业禁忌证，是指有些劳动者由于处在特殊生理状态或者病理状态，从事特定职业或者接触特定职业病危害因素时，比一般职业人群更易遭受职业病危害和罹患职业病，或者可能导致原有自身疾病病情加重，或者在从事作业过程中可能导致对他人生命健康构成危险的特殊生理或者病理状态。"职业禁忌证"的结论，是指检查发现有职业禁忌的患者。该结论需同时写明具体疾病名称。用人单位应当将其调整至非禁忌的作业岗位。

5. 其他疾病或异常

"其他疾病或异常"的结论，是指除目标疾病之外的其他疾病或某些检查指标异常的情况。这些疾病或异常虽然与目标疾病无关，但有些可能是工作相关疾病，比如腰肌劳损、肩颈腕综合征等，因此，用人单位应该积极开展健康促进活动，提高劳动者健康水平，促进本单位劳动者健康持续发展。

（四）为劳动者缴纳工伤保险费，进行工伤申报和工伤保险待遇告知

用人单位应为存在劳动关系的劳动者（含临时工）缴纳工伤保险费。用人单位还应通过公告栏、合同、书面通知或其他有效方式告知劳动者工伤范畴、工伤申报程序及工伤保险待遇等相关内容。

第六章　个人使用的职业病防护用品

个人使用的职业病防护用品（以下称“个人职业病防护用品”），是指劳动者在职业活动中个人随身穿（佩）戴的特殊用品，这些用品能消除或减轻职业病危害因素对劳动者健康的影响。如防护帽、防护服、防护手套、防护眼镜、防护口（面）罩、防护耳罩（塞）、呼吸防护器和皮肤防护用品等。

用人单位存在职业病危害因素的，应当为接触职业病危害因素的劳动者提供符合国家标准和卫生要求的个人职业病防护用品。

第一节　个人职业病防护用品要求

一、个人职业病防护用品分类

根据防护用品对职业病危害因素的防护功能和作用，用于职业病危害因素的个人职业病防护用品主要有以下五类：

（一）呼吸器官防护用品类：防尘口罩和防毒口罩（面具）。

（二）眼、面防护用品类：防尘、防高温、防电磁辐射、防射线、防化学飞溅、防强光等用品。

（三）听觉器官防护用品类：耳塞、耳罩、防噪声耳帽等。

（四）皮肤保护用品类：防毒、防腐、防射线等护肤品。

（五）其他用品类：包括头部、手部、足部、躯体等的防护用品。

二、制订个人职业病防护用品计划并组织实施

（一）制订计划

1. 计划的主要内容

根据《用人单位职业病防治指南》（GBZ/T 225）的要求，用人单位要制订个人职业病防护用品配备计划并组织实施。用人单位应建立个人职业病防护用品管理制度，并制订个人职业病防护用品配备计划，明确经费来源、防护用品的技术指标、更换周期等，根据工种台账，按工种存在的职业病危害因素及水平配备相应的个人职业病防护用品。

2. 计划的主要措施

用人单位在制订个人职业病防护用品配备计划时，应包含下列管理措施：

（1）在管理上要设置个人职业病防护用品机构或者组织，配备专（兼）职个人职业病防护用品管理员。

（2）制定并实施个人职业病防护用品管理规章制度。

（3）定期对个人职业病防护用品的使用情况进行检查。

（4）督促劳动者正确使用好个人职业病防护用品。

（二）购置和使用个人职业病防护用品的要求

1. 购置要求

为保证个人职业病防护用品在使用时符合国家标准和卫生要求，用人单位购置的个人职业病防护用品应当含有下列信息：

（1）个人职业病防护用品名称、型号。

（2）生产企业名称及地址。

（3）个人职业病防护用品合格证和使用说明书（使用说明书应当同时载明防护性能、适应对象、使用方法及注意事项）。

（4）个人职业病防护用品防护效果检测报告（出具检测报告的单位应当具有国家主管部门批准的检测资质，检测内容中应当有检测依据及防护效果的结论）。

2. 使用要求

用人单位在使用个人职业病防护用品时，应当符合下列要求：

（1）选用的个人职业病防护用品应当能控制职业病危害因素对劳动者健康的损害。

（2）用人单位应当向劳动者配发足够数量的个人职业病防护用品。

（3）用人单位应当与劳动者签订个人职业病防护用品使用责任书。

（4）用人单位应当对劳动者进行个人职业病防护用品使用方法、性能和使用要求等相关知识培训，指导劳动者正确使用个人职业病防护用品。

（三）个人职业病防护用品配置原则

1. 按作业类别及工种选用

在《个体防护装备选用规范》（GB/T 11651）中，按照工作环境中主要危险特征及工作条件特点分为39种作业类别，根据防护性能将个体防护装备划分为72类。由于实际工作中绝大多数劳动者涉及多项作业特征，个体防护装备多为个人安全与职业病防护综合性用品，因此可以根据作业类别确定佩戴的个人职业病防护用品。如果是综合性作业，则需要根据作业特点选择多功能防护装备。另外，还应参照其他相应的选用规范，根据实际作业情况综合选择。在实际工作中，应按照以下步骤选用个人职业病防护用品：

第一步：按照《个体防护装备选用规范》（GB/T 11651）“作业类别及主要危险特征举例”表选择作业类别。

表6—1　　作业类别及主要危险特征举例（节选）

编号	作业类别	说明	可能造成的事故类型	举例
A06	手持振动机械作业	生产中使用手持振动工具，直接作用于人的手臂系统的机械振动或冲击作业	机械伤害、手臂振动病	风钻、风铲、油锯
A11	高温作业	在生产劳动过程中，其工作地点平均WBGT指数等于或大于25℃的作业，如：热的液体、气体对人体的烫伤，热的固体与人体接触引起的灼伤，火焰对人体的烧伤以及炽热源的热辐射对人体的伤害	热烧灼、中暑	熔炼、浇注、热轧、锻造、炉窑作业
A21	吸入性气溶胶毒物作业	工作场所中存有常温、常压下呈气溶胶状态、经呼吸道吸入能产生毒害物质的作业	毒物伤害、化学毒物中毒、尘肺	接触铝、铬、铍、锰、镉等有毒金属及其化合物的烟雾和粉尘、沥青烟雾、矽尘、石棉尘及其他有害的动（植）物性粉尘的作业

续表

编号	作业类别	说明	可能造成的事故类型	举例
A24	噪声作业	声级大于 85dB 的环境中的作业	听力损失	风钻、气锤、铆接、钢筒内的敲击或铲锈
……				

第二步：按照《个体防护装备选用规范》(GB/T 11651)“个体防护装备防护性能的说明”表了解 72 类个体防护装备的防护性能。

表 6—2　　个体防护装备防护性能的说明（节选）

编号	防护用品品类	防护性能说明
B29	防振手套	具有衰减振动性能，保护手部免受振动伤害
B56	白帆布类隔热服	防止一般性热辐射伤害
B05	防尘口罩（防颗粒物呼吸器）	用于空气中含氧 19.5%以上的粉尘作业环境，防止吸入一般性粉尘，防御颗粒物（如毒烟、毒雾）等危害呼吸系统或眼面部
B18	耳塞	防护暴露在强噪声环境中工作人员的听力受到损伤
……		

第三步：通过对作业类别中职业病危害因素的识别和评价，在了解个人职业病防护用品的防护性能的基础上，按照《个体防护装备选用规范》(GB/T 11651)“个体防护装备的选用”表，选择可以使用或建议使用的个人职业病防护用品。其中编号 A 与表 6—1 相对应，编号 B 与表 6—2 相对应。

表 6—3　　个体防护装备的选用（节选）

作业类别		可以使用的防护用品	建议使用的防护用品
编号	类别名称		
A06	手持振动机械作业	B18 耳塞 B19 耳罩 B29 防振手套	B38 防振鞋
A11	高温作业	B02 安全帽 B13 防强光、紫外线、红外线护目镜或面罩 B34 隔热阻燃鞋 B56 白帆布类隔热服 B58 热防护服	B57 镀反射膜类隔热服 B71 其他零星防护用品

续表

作业类别		可以使用的防护用品	建议使用的防护用品
编号	类别名称		
A21	吸入性气溶胶毒物作业	B01 工作帽 B06 防毒面具 B21 防化学品手套 B52 化学品防护服	B05 防尘口罩（防颗粒物呼吸器） B69 劳动护肤剂
A24	噪声作业	B18 耳塞	B19 耳罩
……			

2. 按工作场所职业病危害因素种类选用

（1）粉尘，选择防颗粒物呼吸器

①根据工作场所粉尘浓度和性质，可以选择一次性防尘口罩、防尘半面罩、动力送风呼吸器等，再根据超标倍数、暴露时间等因素，选择相应防护等级的呼吸器。

②根据粉尘发散特点和作业特点，选择防尘眼镜、防尘面屏、防尘服等。

③对于某些危害性较大（如具有“三致”和放射性的粉尘）、可能达到或超过IDLH（立即威胁生命和健康）浓度的粉尘，应采用隔绝式呼吸器、防尘服、防尘手套，甚至选用带有某些防辐射功能的个体防护用品。

（2）化学性有害因素

①应根据毒物的存在形态、发散方式、侵入途径、超标水平等情况，选择相应防护用品，如进行接触液氨、氨气的作业应选用硫酸铜或硫酸锌防毒口罩。

②防护部位包括呼吸防护、躯体防护、手部防护、足部防护、眼面部防护、头部防护等，应针对毒物特性选择防护类型。

③以毒物释放剂量（浓度）超标水平的防护等级选择防护产品。

（3）物理有害因素

①针对不同性质的物理有害因素，选择相对应的防护用品，如耳塞、耳罩、热防护服、防激光护目镜、防振手套、防放射性服等。

②针对不同物理有害因素的存在和传播方式、暴露剂量及可能危害的身体部位，选择相应的防护等级。

三、个人职业病防护用品选用原则

用人单位应当优先采用有效的职业病防护设施，如果职业病危害隐患没有消除，职业病防护设施不能满足防护效果，就应将佩戴个人职业病防护用品作为最后一道防线，以消除或减轻职业病危害因素对劳动者健康的影响。用人单位应根据工作场所的职业病危害因素的种类、对人体的影响途径、现场生产条件、职业病危害因素水平、个人的生理和健康状况等特点，为劳动者配备适宜的个人职业病防护用品。

（一）从事不同作业的劳动者个人职业病防护用品的选用

用人单位应按照识别、评价、选择的程序，结合劳动者作业方式和工作条件，并考虑其个人特点及劳动强度，选择防护功能和效果适用的个人职业病防护用品。

1. 接触粉尘、有毒有害物质的劳动者个人职业病防护用品的选用

（1）劳动者应当根据不同粉尘种类、粉尘浓度、游离二氧化硅含量、毒物的种类及浓度配备相应的呼吸器、防护服、防护手套、防护鞋等。具体可参照相关标准：

①《呼吸防护用品　自吸过滤式防颗粒物呼吸器》（GB 2626）。

②《呼吸防护用品的选择、使用与维护》（GB/T 18664）。

③《防护服装　化学防护服的选择、使用和维护》（GB/T 24536）。

④《手部防护　防护手套的选择、使用和维护指南》（GB/T 29512）。

⑤《个体防护装备　足部防护鞋（靴）的选择、使用和维护指南》（GB/T 28409）。

（2）工作场所存在《高毒物品目录》中的确定人类致癌物质，当浓度达到其 1/2 职业接触限值（PC-TWA 或 MAC）时，用人单位应为劳动者配备相应的个人职业病防护用品，并指导劳动者正确佩戴和使用。

2. 接触噪声作业劳动者个人职业病防护用品的选用

接触噪声作业劳动者，当暴露于 $80\ dB \leqslant L_{EX,8h} < 85\ dB$（等效声级大于等于 80 dB、小于 85 dB）的工作场所时，用人单位应当根据劳动者需求为其配备适用的护听器；当暴露于 $L_{EX,8h} \geqslant 85\ dB$ 的工作场所时，用人单位必须为劳动者配备适用的护听器，并指导劳动者正确佩戴和使用。具体可参照《护听器的选择指南》（GB/T 23466）。

3. 其他防护用品的选用原则

（1）电离辐射

工作场所中存在电离辐射危害的，经危害评价确认劳动者需佩戴个人职业病防护用品的，用人单位可参照电离辐射的相关标准及《个体防护装备配备基本要求》（GB/T 29510）为劳动者配备个人职业病防护用品，并指导劳动者正确佩戴和使用。

（2）坠物、飞溅等

从事存在物体坠落、碎屑飞溅、转动机械和锋利器具等作业的劳动者，用人单位还可参照《个体防护装备选用规范》（GB/T 11651）、《头部防护安全帽选用规范》（GB/T 30041）和《坠落防护装备安全使用规范》（GB/T 23468）等标准，为劳动者配备适用的个人职业病防护用品。

4. 呼吸器和护听器的选用标准

呼吸器和护听器是使用率最高的个人职业病防护用品，因此，用人单位应该准确识别工作场所职业病危害因素的种类和性质，为劳动者选用准确的个人职业病防护用品。呼吸器和护听器的选用标准见表6—4。

表6—4　　呼吸器和护听器的选用标准

危害因素	分类	要求
颗粒物	一般粉尘，如煤尘、水泥尘、木粉尘、云母尘、滑石尘及其他粉尘	过滤效率至少满足《呼吸防护用品　自吸过滤式防颗粒物呼吸器》（GB 2626）规定的KN90级别的防颗粒物呼吸器
	石棉	可更换式防颗粒物半面罩或全面罩，过滤效率至少满足GB 2626规定的KN95级别的防颗粒物呼吸器
	矽尘、金属粉尘（如铅尘、镉尘）、砷尘、烟（如焊接烟、铸造烟）	过滤效率至少满足GB 2626规定的KN95级别的防颗粒物呼吸器
	放射性颗粒物	过滤效率至少满足GB 2626规定的KN100级别的防颗粒物呼吸器
	致癌性油性颗粒物（如焦炉烟、沥青烟等）	过滤效率至少满足GB 2626规定的KP95级别的防颗粒物呼吸器
化学物质	窒息气体	隔绝式正压呼吸器
	无机气体、有机蒸气	防毒面具 面罩类型：工作场所毒物浓度超标不大于10倍，使用送风或自吸过滤半面罩；工作场所毒物浓度超标不大于100倍，使用送风或自吸过滤全面罩；工作场所毒物浓度超标大于100倍，使用隔绝式或送风过滤式全面罩
	酸、碱性溶液、蒸气	防酸碱面罩、防酸碱手套、防酸碱服、防酸碱鞋

续表

危害因素	分类	要求
噪声	劳动者暴露于工作场所 80 dB≤$L_{EX,8h}$<85 dB时	用人单位应根据劳动者需求为其配备适用的护听器
	劳动者暴露于工作场所 $L_{EX,8h}$≥85 dB的	用人单位应为劳动者配备适用的护听器，并指导劳动者正确佩戴和使用。劳动者暴露于工作场所 $L_{EX,8h}$为 85～95 dB 的应选用护听器 SNR 为 17～34 dB 的耳塞或耳罩；劳动者暴露于工作场所 $L_{EX,8h}$≥95 dB 的应选用护听器 SNR≥34 dB 的耳塞、耳罩或者同时佩戴耳塞和耳罩，耳塞和耳罩组合使用时的声衰减值可按二者中较高的声衰减值增加 5dB 估算

范例

一、普通危害环境中使用的呼吸防护用品的选择步骤

普通的危害环境就是非立即威胁生命和健康的环境（非 IDLH 环境）；环境不缺氧有害物质浓度低于 IDLH 浓度，但超过国家职业接触限值。

第一步：识别危害环境，判定危害水平。

第二步：确定各类防护用品的防护级别。

第三步：选择防护级别高于危害水平的防护用品。

具体方法：

第一步：识别危害环境，判定危害水平

危害水平用危害因数表示，根据现场浓度确定“危害因数”。危害因数是现场有害物浓度与职业接触限值的比值；要求同时计算 PC-TWA 和 PC-STEL 的危害因数，取两者中的较大值作为作业现场的危害因数。

危害因数＝现场有害物浓度÷职业接触限值

注意：如果危害因数＞1，表明现场有害物浓度超过国家职业接触限值，危害因数越大，说明危害水平越高。应同时计算 PC-TWA 和 PC-STEL 的危害因数，取其中较大值作为该场所的危害因数。如果存在多种危害因素，则应分别计算，取其中最大值。

举例：氯仿（三氯甲烷）职业接触限值 PC-TWA＝20 mg/m^3，PC-STEL＝40 mg/m^3。实际暴露浓度 C_{TWA}＝102 mg/m^3，C_{STEL}＝480 mg/m^3。分别计算二者危害因数，C_{TWA}危害因数＝102÷20≈5，C_{STEL}危害因数＝480÷40＝12，危害因数选择 12。

第二步：确定各类防护用品的防护级别

防护级别用指定防护因数（APF）表示，防护因数（APF）定义：一种或一类功能适宜的呼吸防护用品，在适合使用者佩戴且正确使用的前提下，预期能将空气污染物浓度减低的倍数。

*APF*10 的防尘半面罩可将粉尘浓度降低 10 倍。若作业场所粉尘浓度是卫生标准的 5 倍，防尘半面罩就适合；若粉尘浓度超标 10 倍，就不适合。通常供应商会给出某种呼吸防护用品的 *APF*，用人单位在采购时，一定要清楚本单位的实际情况适用于哪种呼吸防护用品。图 6—1 给出了常用呼吸防护器的 *APF*。

过滤式			隔绝式			
自吸过滤式		送风过滤式	供气式		携气式	
半面罩 10	全面罩 100	＞25 ＜1000	正压式 1000	负压式 100	正压式 ＞10000	负压式 100

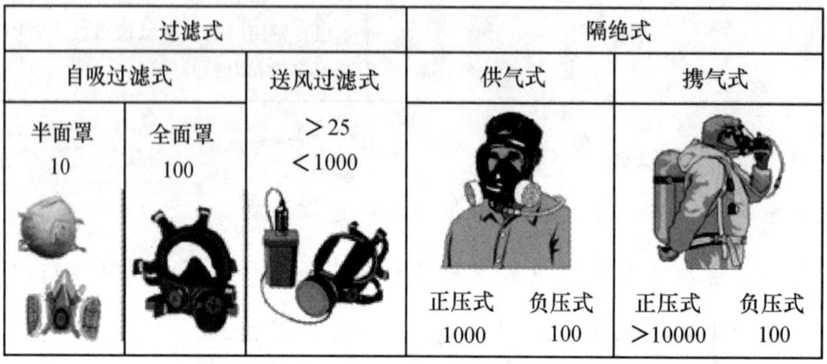

图 6—1　常用呼吸防护器的 APF（此图来源于 3M 公司培训资料）

第三步：选择防护级别高于危害水平的防护用品

1. 前面举例中氯伤的危害因数是 12，从图 6—1 中可以看出选择半面罩自吸过滤式呼吸防护用品显然是不合适的，应选择全面罩自吸过滤式呼吸防护用品。

2. 佩戴时间决定实际防护水平，在危害因数为 6 的环境下使用指定防护因数为 10 的呼吸防护用品，若佩戴时间为实际暴露时间的 90%，实际暴露水平＝（未佩戴时间暴露）＋（佩戴时间暴露）＝（10%×6）＋90%×（6÷10）＝0.6＋0.54＝1.14，实际暴露是职业卫生标准的 1.14 倍，仍然超标。这是佩戴个人呼吸防护器关键性问题，用人单位应该特别注意。

3. 特殊环境作业要求。对于大多数作业环境，可依据上述原理选择指定防护因数大于危害因数的呼吸防护用品。但是，对于 IDLH（立即威胁生命和健康）环境，如含氧量低于 19.5%的缺氧环境（比如密闭空间或受限空间），危害物种类、性质及浓度等未知的环境，以及有害物浓度超过 IDLH 浓度的环境，进入该环境作业时，应选择配备全面罩的正压携气式呼吸器等高防护等级的呼吸器。

二、听力防护用品的选择步骤

听力防护用品选择原则：劳动者暴露于工作场所 $L_{EX,8h}$ 为 85～95 dB 时，应选用护听器 SNR（声衰减值的表示方法，意为学数值等级）为 17～34 dB 的耳塞或耳罩；劳动者暴露于工作场所 $L_{EX,8h}$≥95 dB 时，应选用护听器 *SNR*≥34 dB 的耳塞、耳罩，或者同时佩戴耳塞和耳罩，耳塞和耳罩组合使用时的声衰减值可按二者中较高的声衰减值增加 5 dB 估算。

第一步：确认护听器的声衰减值（降噪值）

1. 目前常见的护听器的标称声衰减值有两种标准，*SNR* 值（单值噪声降低数）和 *NRR* 值（噪声降低评价数），其中 *SNR* 是按照国际标准 ISO 4969—2 检测的单值降噪值，*NRR* 是按照美国标准 ANSI S3. 19—1974 检测的单值降噪值。

2. 我国采用的是 *SNR* 值，降噪结果应满足 L_A（A 计权声压级）－0. 6×*SNR*≤85 dB（A）。

第二步：确认护听器的标称声衰减值与实际声衰减值

在选择护听器的声衰减值时，按《工业企业职工听力保护规范》（卫法监发〔1999〕第 620 号）给出的计算方法 *SNR*×0. 6；(如护听器产品标称声衰减值 *SNR* 为 20 dB，那么实际使用时获得的声衰减值为：20 dB×0. 6＝12 dB)

第三步：合理选择声衰减值

以防护后耳内噪声在 75～80 为最佳，70～75 和 80～85 为可以接受水平，其余均为不可接受水平。

例：某工作场所 8 小时噪声暴露为 95 dB（A），超标 10 dB（A），现市售 3M 1100 耳塞标称声衰减值 *SNR* 31dB。

选择护听器第一种方法：以超标值〔10dB（A）〕计算

1. 计算：*SNR*31 dB×0. 6＝18. 6 dB，18. 6 dB＞10 dB，即已经达到“护听器的实际降噪值必须高于噪声的超标值”的要求。

2. 结果：95 dB－18. 6dB＝76. 4 dB，75＜76. 4＜80，即佩戴护听器后，实际接触降噪值已经低于 85 dB（A）的噪声接触限值，不再超标。

3. 判定：当有效的 A 计权声压级（L′Ax）为 75～80 dB 时，保护水平是最佳效果，工作场所 8 小时噪声暴露为 95 dB（A）时选择 SNR 为 31 dB（A）的耳塞效果最佳。

选择护耳器第二种方法：以保护水平（75～80 dB）计算，此方法需测量工作场听 *Lc*（c 计权声压级）

所选保护水平 $L'Ax$ 为 80 dB 和工作场所测量值 95 dB（Lc），用公式计算护听器的 SNR 需求值：

$$SNR\text{需求值} = (Lc - L'Ax) \div 0.6$$
$$= (95\ \text{dB} - 80\ \text{dB}) \div 0.6$$
$$= 15\ \text{dB} \div 0.6 = 25\ \text{dB} < 31\ \text{dB}$$

即可选 SNR 为 31 dB 的耳塞。

第四步：选配原则

劳动者暴露于工作场所 $L_{EX,8h}$ 为 85～95 dB 时，应选用护听器 SNR 为 17～34 dB 的耳塞或耳罩；劳动者暴露于工作场所 $L_{EX,8h} \geqslant 95$ dB 时，应选用护听器 $SNR \geqslant 34$ dB 的耳塞、耳罩，或者同时佩戴耳塞和耳罩，耳塞和耳罩组合使用时的声衰减值可按二者中较高的声衰减值增加 5 dB 估算。

（二）个人职业病防护用品的特殊要求

1. 兼容性

同一工作地点存在不同种类职业病危害因素的，应当为劳动者同时提供防御各类危害的个人职业病防护用品。需要同时配备的个人职业病防护用品，还应考虑其可兼容性。劳动者在不同地点工作，并接触不同职业病危害因素，或接触不同危害程度的有害因素的，为其选配的个人职业病防护用品应满足不同工作地点的防护需求。

2. 舒适性

个人职业病防护用品的选择还应当考虑其佩戴的合适性和基本舒适性，要做适合性检验，根据个人特点和需求选择适合的型号、式样。

3. 标识清楚

用人单位应当在可能发生急性职业损害的有毒、有害工作场所配备应急个人职业病防护用品，放置于现场临近位置并有醒目标识。

4. 应急防护

用人单位应当为巡检等流动性作业的劳动者配备随身携带的个人应急职业病防护用品。

第二节 个人职业病防护用品使用与管理要求

个人职业病防护用品是劳动者在工作场所中防护职业病危害的最后一道防线，必须要管好用好，确保发挥真正的防护效果。因此，用人单位应按照有关法律法规和标准规范的要求，建立、健全各项管理制度和责任人，保证防护设施设备能正常运转和个人职业病防护用品的有效使用。

一、建立个人职业病防护用品发放登记制度

（一）发放登记的要求

《用人单位制职业病防治指南》（GBZ/T 225）中要求，建立个人职业病防护用品发放登记制度。用人单位在发放个人职业病防护用品时应做相应的记录，包括发放时间、工种，个人职业病防护用品名称、数量，领用人或代领人签字等内容。

（二）发放对象

1. 普通劳动者个人职业病防护用品发放

要求接触职业病危害因素的所有劳动者都应按时发放个人职业病防护用品，个人职业病防护用品的选定应遵循安全实用、经济美观的原则。用人单位不得以货币或其他物品替代应当配备的个人职业病防护用品。不得随意延长或缩短个人职业病防护用品的使用期限，或逾期不发放新的个人职业病防护用品。

2. 管理人员、工程技术人员个人职业病防护用品发放

对于管理人员、工程技术人员，视其接触职业病危害因素情况，配备相应的个人职业病防护用品。

（三）发放制度和登记

1. 发放制度

用人单位应当制定个人职业病防护用品发放制度，包括发放对象、配备标准、换

领周期、特殊情况发放等内容。用人单位应结合本单位实际情况，可以采用分散式发放，也可以采用集中式发放。对于一次性使用的个人职业病防护用品，尽量不要规定领用期限。

2. 发放登记

个人职业病防护用品保管、发放和使用部门都要建立保管、发放台账，对个人职业病防护用品的去向、数量、时间均应详细登记，通常可以采用表格进行登记。个人职业病防护用品发放登记表样式见表 6—5。

表 6—5　　个人职业病防护用品发放记录表

车间或班组：　　　　防护用品管理员：

序号	岗位/工种	员工姓名	防护用品名称	型号	数量	领用人签字	备注

发放人：　　　　发放日期：

二、个人职业病防护用品的使用检查

（一）建立个人职业病防护用品使用检查制度

用人单位应建立个人职业病防护用品使用检查制度，由职业卫生管理部门组织专项检查，从车间到班组均应有检查或抽查记录。

（二）用人单位应有专人负责检查劳动者个人职业病防护用品使用情况，检查内容包括：

1. 个人职业病防护用品使用情况。

2. 进行现场调查，并编写检查报告。

3. 对违反使用制度的班组和个人提出处理意见。

（三）无论是抽查还是定期检查，均应有检查记录，并存入职业卫生管理档案。个人职业病防护用品使用检查记录见表 6—6。

表 6—6 个人职业病防护用品使用检查记录表

检查车间： 检查人： 检查日期：

检查时间	检查岗位/班组	检查结果（是否正确使用个人职业病防护用品）	违纪人员	本人签字	班组长签字	处理决定

三、个人职业病防护用品的维护与检测

（一）个人职业病防护用品的正确使用

个人职业病防护用品只有在正确使用和维护的基础上，才能充分发挥防护作用。应该在个人职业病防护用品配备后，组织所有使用者接受产品使用培训，在了解个人职业病防护用品选择方法、防护功能和使用限制的前提下，做到正确、熟练使用。

用人单位应建立相应的管理机制，规范各个环节，包括选择、购买、使用人员甄选、配备类别、使用培训、维护、洗消、废弃等。必要时，还应对需要进入危险现场的劳动者提供健康检查，一方面确定其使用个人职业病防护用品的能力（正压式呼吸器和某些空气过滤式呼吸防护用品对人的心肺功能和体能有要求），另一方面便于及时检测其健康状况，便于及早发现问题，及早治疗。

（二）用人单位的责任

个人职业病防护用品对于保护劳动者健康具有重大意义。用人单位应对个人职业病防护用品进行经常性的维护、检修，定期检测其性能和效果，确保其安全有效，不得擅自让劳动者停止使用。

使用个人职业病防护用品后，应及时维护；如果发生损坏时，应及时更换，防止发生意外事故。个人职业病防护用品的回收处理按有关要求执行。用人单位应建立相应的管理制度，责任到位，有人负责，定期维护、检修，保证个人职业病防护用品正常使用。

（三）个人职业病防护用品的制度条件

当个人职业病防护用品出现下列情况之一时，应予以作废：

1. 选用的个人职业病防护用品技术指标不符合国家相关标准或行业标准。

2. 选用的个人职业病防护用品与从事的作业类型不匹配。

3. 个人职业病防护用品标识不符合产品要求或国家法律法规的要求。

4. 个人职业病防护用品在使用或保管储存期内遭到破损或超过有效使用期。

5. 选用的个人职业病防护用品在定期检验和抽查中被发现不合格。

6. 发生了使用说明中规定的其他报废条件。

判废后的个人职业病防护用品应立即封存，并建立封存记录。

第七章 职业健康监护

职业健康监护是以预防为目的，根据劳动者的职业接触史，通过定期或不定期的医学健康检查和健康相关资料的收集，连续性地监测劳动者的健康状况，分析劳动者健康变化与所接触的职业病危害因素的关系，并及时地将健康检查和资料分析结果报告给用人单位和劳动者本人，以便及时采取干预措施，保护劳动者健康的工作过程。

第一节 职业健康监护的目的和意义

职业健康监护的着眼点是群体，即某一特定职业病危害暴露的人群，通过对群体健康相关资料的收集，分析其群体健康是否有变化，如果有健康损害，分析这种健康损害和职业病危害因素暴露是否相关以及相关的程度和强度，进一步分析职业病危害因素引起劳动者健康损害的原因，进而提出改善作业环境或生产工艺、加强个人防护的建议和措施，预防职业暴露对劳动者健康损害的发生。

一、职业健康监护的目的

（一）监视职业病及职业健康损害的发生、发展及时空分布规律。

（二）早期发现职业病、职业健康损害、职业相关疾病和职业禁忌证。

（三）评价职业健康损害与作业环境中职业病危害因素的关系及危害程度。

（四）识别新的职业危害、危害因素和危险人群。

（五）进行目标干预，包括改善作业环境条件、改革生产工艺、采取更为适当的个人防护，对职业病病人、疑似职业病人和有职业禁忌的人员进行处理与安置等。

（六）评价预防和干预措施的效果。

（七）为制定或修订卫生政策和职业病防治对策服务。

二、职业健康监护人群的确定

职业健康监护人群的界定原则为：

（一）劳动者所接触的职业病危害因素为需要开展强制性职业健康监护的，都应接受职业健康监护。

（二）劳动者所接触的职业病危害因素为需要开展推荐性健康监护的，原则上应根据用人单位的安排接受健康监护。

（三）虽不是直接从事接触需要开展职业健康监护的职业病危害因素的作业，但在工作环境中受到与直接接触人员同样的或几乎同样的接触，应视同职业性接触，需和直接接触人员一样接受健康监护，如工作场所中的辅助工或者经常停留在某一场所的搬运工、清洁工等。

（四）根据不同职业病危害因素暴露和发病的特点及剂量－效应关系，主要根据工作场所职业病危害因素的浓度（强度）以及个体累计暴露的时间和工种，确定需要开展职业健康监护的人群，具体可参考《工作场所职业病危害因素分级》（GBZ/T 229）等标准。

三、职业健康检查

职业健康检查是职业健康监护的主要方法之一，也是职业健康监护资料的主要来源。职业健康检查，是应用医学临床检查和相关的实验室检查，对接触职业病危害因素的群体进行筛检性的医学健康检查，其目的是早期发现个体与职业病危害因素接触有关的健康损害、职业病或职业禁忌证，以便及时采取干预措施。

职业健康检查是一种预防性的健康检查，即是在劳动者出现明确的临床症状并寻求医治之前进行的健康检查，因此在多数情况下是强制性的。作为职业健康监护的主要内容和方法，《职业健康监护技术规范》（GBZ 188）规定：职业健康检查分为上岗前职业健康检查、在岗期间职业健康检查和离岗时职业健康检查。

职业健康检查的意义不同于一般的健康检查或用人单位（社会）福利性的健康检查。为有效地开展职业健康监护，每个健康监护项目应根据劳动者所接触（或拟从事接触）的职业病危害因素的种类和所从事的工作性质，规定监护的目标疾病。《职业健康监护技术规范》（GBZ 188）规定，职业健康监护目标疾病分为职业病和职业禁忌证，也就是说，劳动者每进行一次职业健康检查就是一次对目标疾病的筛查过程。

（一）职业病

接触特定的职业病危害因素会引起特定的职业病，两者之间存在明确的因果关系，因此职业病是职业健康监护的目标疾病之一。根据健康监护目标疾病的确定原则，可以作为职业健康监护目标疾病的职业病主要是慢性职业病及职业肿瘤。大多数慢性职业病是逐步发展加重的，多有明确的特征性临床表现和生物标志物或效应生物标志物的异常，可以做到早期发现。更重要的是，早期发现职业病采取正确的干预措施，对疾病的转归是有利的。通过改善作业环境，加强预防控制措施，还可以阻止职业病的再发生。

现行有效的《职业病分类和目录》是国家卫生计生委、安全监管总局、人力资源社会保障部和全国总工会四部委联合在 2013 年 12 月 23 日发布的。在职业病诊断中，应依据上述文件所列职业病病名并依据相应职业病诊断标准进行诊断。

急性职业病，如急性职业性化学物中毒，多是事故性的偶发事件所致，没有规律性，不符合职业健康监护目标疾病的基本原则，根据职业健康监护的基本理论，不能作为职业健康监护目标疾病。

（二）职业禁忌证

职业禁忌证，是指劳动者从事特定职业或者接触特定职业病危害因素时，比一般职业人群更易于遭受职业病危害和罹患职业病，或者可能导致原有自身疾病病情加重的个人特殊生理或者病理状态。简单地说，劳动者存在自身的健康问题（这个健康问题并不是由劳动者所从事的职业活动所致），不适合再从事这个有职业禁忌证岗位的工作了。

从这个意义上讲，考虑职业禁忌证，首先是因为禁忌证的存在可以导致职业病危害因素更易于作用于人体而诱发疾病，或因存在某些生理或病理的状况而使在相同的暴露情况下，有禁忌证者对职业病危害因素更加敏感，反应更为强烈；其次是因为接触特定的职业病危害因素可能导致原有的职业禁忌证加重或复发，而职业病危害因素引起的健康损害原则上不属于职业禁忌证。因此，职业禁忌证主要是针对慢性职业健康损害而言，急性职业健康损害多是偶发的低概率事件，原则上不应该有职业禁忌证。

应该特别强调的是，职业禁忌证不是职业病，用人单位切不可用职业禁忌证代替职业病而剥夺劳动者应该享有的权益。职业禁忌证不是永久性概念，短期或一定时期内可以治愈的疾病原则上不应该成为职业禁忌证，也就是说，当禁忌的疾病痊愈或症状恢复后，可以重新上岗。确定职业禁忌证也应该遵循改善作业环境和工作条件优先的原则，不同的作业环境和工作条件，即使存在相同的职业病危害因素，其职业禁忌证的结论可能是不同的。考虑职业禁忌证，也是评定“是否适合”某一特定的工作，随着作业环境、工作条件的改善及健康状况的变化，职业禁忌证也在发生变化，故职业禁忌证的评定也不应该是一次性的。特种作业对作业人员身体健康条件有特殊要求是完全应该的，这和禁忌证是不同的概念。

（三）离岗后健康检查和应急健康检查

职业健康监护除包括职业健康检查外，还有离岗后健康检查、应急健康检查和职业健康监护档案管理等。《职业健康监护技术规范》（GBZ 188）明确规定了离岗后健康检查和应急健康检查的适用情况和检查内容。

一般来说，脱离接触职业病危害因素后不会再发生职业病。但有些职业病危害因素具有长期的慢性作用，其对健康的影响需要一定的潜隐期和累积效应，故在脱离接触后仍有可能发生慢性职业病或职业肿瘤。对于这类物质和接触人群，需要进行离岗后健康检查。该健康检查持续时间和检查周期，应根据劳动者累积暴露量和该职业病危害因素所致职业病的流行病学和临床特点确定，主要考虑发病的潜隐期或迟发性。另一种情况是，已患有慢性职业病的患者在脱离接触职业病危害因素后，疾病仍有可能继续变化，或逐步好转直至痊愈，或继续加重。

四、建立健全职业健康监护档案

职业健康监护档案是健康监护全过程的客观记录资料，是系统地观察劳动者健康状况变化、评价个体和群体健康损害的依据。职业健康监护档案是具有重要法律意义的资料，不仅要保证档案资料的完整性、连续性和科学性，还必须建立科学的管理制度。

（一）职业健康监护档案的主要内容

劳动者职业健康检查个人档案主要是历次职业健康检查的体检表、实验室检验结果和检查报告，以及由具有职业健康检查资质的医疗机构出具的个人体检报告。

概括地说，职业健康监护档案应包括劳动者职业健康检查个人档案和职业健康监护管理的相关文书资料。根据《职业病防治法》《职业健康检查管理办法》的规定，职业健康监护档案应包括以下资料：

1. 职业健康检查委托书。

2. 职业健康检查总结及签发报告的文件。

3. 职业健康监护评价报告及签发报告的文件。

4. 职业病报告卡及送达的相关记录。

5. 用人单位对疑似职业病病人和职业禁忌证者处理和安置的记录。

6. 用人单位落实职业健康监护评价报告意见、建议和干预措施的情况。

7. 用人单位在职业健康监护中提供的其他资料和职业健康检查机构记录整理的相关资料。

8. 卫生行政部门要求的其他资料。

（二）职业健康监护档案的保管

根据《职业病防治法》的有关规定，用人单位应当为劳动者建立职业健康监护档案，并按照规定的期限妥善保存。根据《职业健康检查管理办法》的规定，职业健康检查机构应当建立职业健康检查档案，保存期限不少于15年。两者主要区别如下：

1. 用人单位建立的职业健康监护档案是一个连续性和系统性很强的档案，包括个人基本信息、工作场所职业病危害因素检测结果、历次职业健康检查结果及处理情况、职业健康体检报告、职业病诊疗资料、其他职业健康监护资料等，可以反映劳动者长期动态的健康变化和遭受职业健康损害的程度。

2. 职业健康检查机构建立的职业健康监护档案仅仅是劳动者健康检查资料，这种资料可能是间断的资料，仅仅反映劳动者某次检查结果，无法进行健康趋势的预测。若将其作为职业病诊断、鉴定的佐证，则尚需补充一些证明材料，只能是证明劳动者曾经进行健康检查的记载。

（三）职业健康监护资料的应用

职业健康监护资料只能用于保护劳动者个体和群体的健康为目的的相关活动，以及用于相关的职业卫生防护措施和其他干预措施的改进和效果评价。

在应用职业健康监护资料对劳动者劳动能力进行评定或评定其对某一特定作业是

否适合时，必须强调初级预防，即职业卫生安全政策与工程设计和控制措施相结合，遵循改善作业环境和劳动条件是第一位的原则，使作业环境职业病危害因素达到国家卫生标准限值。为劳动者提供安全健康的作业环境是用人单位的责任，也是预防和控制职业病危害和职业病发生的根本性措施。

传统措施，如将劳动者从不适合的岗位上调离、轮换岗位或所谓“保护性的重新安排”等措施，是第二级预防的内容，同时要提出加强个人防护的建议和要求，在此前提下才能评价劳动者是否适合继续从事该作业。在评价时，还必须考虑到以下相关因素：

1. “适合”是指对某一特定的工种或某一特定的作业类型，不能泛指所有其他的工作，因此没有绝对的“不适合”。

2. 适合与不适合，只是反映一种特定工作的要求和从事这种工作的能力之间的相互关系，两者可能都在发生变化，如作业环境得到了改善，或劳动者健康状况得到了改善和康复。因此，任何一次的评定结果只是对某一时间的特定情况做出的，都有一定的时效性。也就是说，“适合”或“不适合”都不应该是一次性的。

3. 评定是否适合，还应该综合考虑工效学、劳动者功能康复、作业环境改善等情况，再做出全面的评定。

4. 要充分考虑到人的主观意志、智能克服劳动能力损失的潜能力。也就是说，人可以根据自己的主观愿望自觉地调节行动去克服困难，以实现预定目标。如体力劳动者需要克服机体在肌肉疼痛、呼吸困难、血管扩张、神经紧张等感性方面的困难与障碍。因为要最大限度地保证劳动者劳动技能、技术有发挥机会，所以在提出“不适合”某一特定作业或提出“调离”原作业岗位的建议时，必须十分慎重。

5. 在应用职业人群健康监护资料时，应该遵循医学资料的保密性和个人健康的隐私权，任何将劳动者职业健康监护资料用于保护劳动者健康之外的行为，原则上都是不容许的。将个人健康资料传递给第三方之前，都必须得到劳动者本人的许可，防止资料的滥用和扩散。

6. 职业健康检查机构和医疗卫生专业人员应以适当的方式向用人单位、劳动者提供和解释个体和群体的健康信息及评价结论，帮助用人单位分析群体健康影响与作业场所职业病危害因素之间的关系，以促进他们能充分理解职业健康检查的结果和作业环境中可能存在的问题，从保护劳动者健康、维护就业权益、促进生产等方面考虑，做出切实可行的改进。

7. 健康监护资料要随时更新，保证资料的准确性，并注意任何时候都要应用最新的资料。应建立完善的健康监护档案管理制度和档案查阅制度，保证档案的完整性。

8. 劳动者有权知道和应用自己的健康监护资料，有权得到资料的复印件。

第二节 用人单位职业健康检查基本要求

用人单位是职业病防治的责任主体，对本单位产生的职业病危害承担法律责任。用人单位应当建立、健全劳动者职业健康监护制度，依法落实职业健康监护工作，定期组织从事接触职业病危害因素作业的劳动者进行职业健康检查，承担职业健康检查费用，并将检查结果书面如实告知劳动者。

一、按规定组织上岗前的职业健康检查

（一）上岗前职业健康检查的目的

上岗前职业健康检查的主要目的是发现劳动者有无职业禁忌证，建立接触职业病危害因素人员的基础健康档案。在上岗前职业健康检查时，应对劳动者进行职业健康和职业病危害因素预防知识的干预教育宣传。

（二）上岗前职业健康检查的对象

上岗前职业健康检查均为强制性职业健康检查，应在开始从事职业病危害作业前完成。下列人员应进行上岗前职业健康检查：

1. 拟从事接触职业病危害因素作业的新录用人员，包括转岗到该种作业岗位的人员。

2. 拟从事有特殊健康要求作业的人员，如高处作业、电工作业、职业机动车驾驶作业等。

案例

在实际工作中，很多用人单位都严重忽视上岗前和离岗时职业健康检查。2013

年，山东烟台一家大型电子厂安排劳动者进行在岗期间职业健康检查时，发现2名电镀喷漆岗位男性工人出现白细胞减少的症状，2014年被确诊为慢性职业性苯中毒。据调查，这对“难兄难弟”在2012年被该用人单位新招入职，以前从事过喷漆作业。虽然该岗位的职业病危害因素检测报告显示工作环境苯浓度没有超过国家标准，只工作一年罹患职业病概率也甚小，但由于该工人未接受过上岗前职业健康检查，该用人单位只能依法予以赔偿，为其违反《职业健康检查管理办法》的行为缴足了“学费”。

《用人单位职业健康监护监督管理办法》和《职业健康检查管理办法》中均有明确规定：“从事接触职业病危害作业的劳动者必须在上岗前、在岗期间、离岗时进行健康检查，检查费用由用人单位承担。”用人单位切不可因小失大。

二、按规定组织在岗期间的职业健康检查

（一）定期检查的目的

为了及时发现健康损害和健康影响，用人单位应根据劳动者所从事的工种、工作岗位存在的职业病危害因素及其对人体健康的影响规律，对劳动者进行动态健康观察，按照《职业病防治法》和《职业健康检查管理办法》的规定，安排劳动者到有职业健康检查资质的医疗卫生机构进行职业健康检查，并根据《职业健康监护技术规范》（GBZ 188）和《放射工作人员职业健康监护技术规范》（GBZ 235）确定特定的职业健康检查项目进行职业健康检查，并作相应的记录。

（二）定期检查项目的选择与确定原则

在岗期间定期健康检查在《职业健康监护技术规范》（GBZ 188）中分为强制性和推荐性两种。强制性的定期健康检查是法律规定的用人单位必须严格执行的法律义务和责任。对于推荐性的定期健康检查项目，用人单位应该认真听取职业健康检查机构和医疗卫生专业人员的意见，结合本用人单位作业场所的实际情况，决定是否开展。本着以人为本和保护劳动力资源持续健康发展的理念，鼓励用人单位积极开展在岗期间推荐性定期健康检查项目。

（三）开展定期检查前的准备

根据《职业健康检查管理办法》的规定，在职业健康检查中，用人单位应当如实

提供以下职业健康检查所需的相关资料，并承担检查费用：

1. 用人单位的基本情况。

2. 工作场所职业病危害因素种类及接触人员名册、岗位（或工种）、接触时间。

3. 工作场所职业病危害因素定期检测等相关资料。

需要强调的是，用人单位工作场所职业病危害因素定期检测资料，是用人单位和职业健康检查机构确定职业健康检查项目的关键依据。用人单位应根据《职业病防治法》的有关规定，开展工作场所职业病危害因素定期检测，并将结果纳入职业卫生档案体系。

（四）定期检查项目确定的依据

按照《职业健康检查管理办法》的规定，职业健康检查的项目、周期按照《职业健康监护技术规范》（GBZ 188）执行，放射工作人员职业健康检查按照《放射工作人员职业健康监护技术规范》（GBZ 235）等规定执行。

但实际工作中，仍然存在部分用人单位不能正确组织劳动者进行职业健康检查的现象。例如噪声是常见的职业病危害因素，在职业健康检查工作中，因接触噪声而受检的人群比例很高。为了消除和避免暂时性听阈位移（在强噪声下暴露一段时间后，听觉上引起暂时性听阈上移，听力变迟钝，也就是小一点的声音听不见或者听不清楚，脱离噪声环境后经过一段时间听力可恢复到原来水平），《职业健康监护技术规范》（GBZ 188）明确要求听力测试应在受试者脱离噪声环境 48 小时后进行。但部分用人单位常利用劳动者下夜班、正常休息时间或上班间隙进行职业健康检查，其结果是脱离噪声作业时间短，受检者听力很可能出现听阈增高的现象，产生假阳性结果，难以真实反映其听力情况。这不仅给用人单位和劳动者增加了负担，也造成了医疗资源的浪费。

此外，用人单位的主管部门应进一步加强对职业病危害因素种类和工人岗位情况的了解、学习和识别，避免出现“无中生有”的错误：一方面，因不熟悉各岗位或工种的具体工作而误将受检者未接触的职业病危害因素申请职业健康检查；另一方面，因遗漏劳动者接触的职业病危害因素而没有进行相应的职业健康检查。因此，用人单位在委托有职业健康检查资质的机构进行职业健康检查时，应按照《职业健康检查管理办法》的有关规定，如实提供以下职业健康检查所需的相关资料，并承担检查费用：

1. 用人单位的基本情况。

2. 工作场所职业病危害因素种类及其接触人员名册、岗位（或工种）、接触时间。

3. 工作场所职业病危害因素定期检测等相关资料。

通过职业健康检查机构主检医师审核上述资料，确定职业健康检查项目和周期。同时，用人单位应加强对接触职业病危害因素劳动者进行职业健康检查重要性的宣传，这将有助于早期发现职业损害，预防或减少职业病发生。

（五）认清职业健康检查的重要意义

目前，虽然越来越多的用人单位逐渐重视职业健康检查，但仍然对职业健康检查的性质存在误解。有部分用人单位将劳动者的职业健康检查和普通健康体检安排在相同时间进行，或者间隔较短时间先后进行。劳动者更是对职业健康检查一头雾水，甚至认为普通健康体检可以完全代替职业健康检查，不愿重复检查，甚至拒绝职业健康检查或随意放弃一些重要的检查项目。这将直接影响职业禁忌证和疑似职业病的检出，职业健康检查也失去了意义。因此，用人单位职业卫生管理人员应加强自身培训与学习，逐步提高职业卫生管理水平。

三、按规定组织离岗时的职业健康检查

（一）离岗时职业健康检查的目的和意义

离岗时职业健康检查，是指劳动者在准备调离或脱离所从事的职业病危害作业或岗位前，应进行的职业健康检查，主要目的是确定其在停止接触职业病危害因素时的健康状况和变化是否与职业病危害因素有关。

如最后一次在岗期间的职业健康检查是在离岗前的90日内，且该岗位工艺流程、使用原辅材料、操作方式无变化，则可视为离岗时的职业健康检查。《职业病防治法》规定，对未进行离岗前职业健康检查的劳动者，不得解除或者终止与其订立的劳动合同。

（二）用人单位如何组织劳动者离岗时职业健康检查

在实际工作中，经常会有劳动者不参加离岗时职业健康检查，也因此给用人单位带来了一些法律责任问题。《劳动合同法》第三十七条规定，劳动者提前三十日以书面形式通知用人单位，可以解除劳动合同。因此，用人单位可以利用30天的时间采取如下措施：

1. 书面通知劳动者参加离岗时职业健康检查，通知书中必须写明检查内容和检查

时间，并要求劳动者出具回执。

2. 如果劳动者本人强烈表示不参加离岗时职业健康检查，则要求劳动者写出书面申请，由用人单位留存，但不得解除劳动合同。

3. 与职业健康检查机构说明情况，确保 30 天内取回职业健康检查报告。

4. 如果劳动者离岗时检查异常结果与其接触的职业病危害因素有关联，应尽快安排其复查，在此期间不得解除劳动合同。

5. 劳动者一旦确诊为职业病，则首先按照职业病待遇处理完结后，再按照国家有关规定进行善后处理。

职业健康检查是劳动者应该享受的合法权益，用人单位应按照《职业病防治法》等法律、法规、标准、规范的规定，组织接触职业危害因素的劳动者到具有职业健康检查资质的医疗机构进行职业健康检查，切实保护劳动者身体健康。

第三节　用人单位对职业健康检查结果的处置

根据《职业健康检查管理办法》的规定，职业健康检查机构应当在职业健康检查结束之日起 30 个工作日内将职业健康检查结果（包括劳动者个人职业健康检查报告和用人单位职业健康检查总结报告）书面告知用人单位，用人单位应当将劳动者个人职业健康检查结果、职业健康检查机构的建议等情况书面告知劳动者。

一、职业健康检查报告的种类

按照《职业健康监护技术规范》（GBZ 188）的有关规定，用人单位组织劳动者进行职业健康检查后，职业健康检查机构应根据相关规定和与用人单位签订的职业健康检查委托协议书，按时向用人单位提交职业健康检查报告。

职业健康检查报告分为总结报告、个体结论报告和职业健康监护评价报告三种。对于报告中的一些医学问题，用人单位可以提出咨询，职业健康检查机构有义务就用人单位提出的问题进行口头或书面的解释和说明。

（一）职业健康检查总结报告

总结报告是职业健康体检机构给委托单位（用人单位）的书面报告，是对本次体检的全面总结和一般分析，内容应包括：受检单位，职业健康检查种类，应检人数，受检人数，检查时间和地点，体检工作的实施情况，发现的疑似职业病、职业禁忌证和其他疾病的人数和汇总名单、处理建议等。个体体检结果可以“一览表”的形式列出。

（二）职业健康检查个体结论报告

对每个受检对象的体检表，主检医师应审阅后填写体检结论并签名。对于体检时发现的疑似职业病、职业禁忌证、需要复查者和有其他疾病的劳动者，要出具体检结论报告，包括受检者姓名、性别、接触职业病危害因素名称、检查异常所见、本次体检结论和建议等。个体体检结论报告应一式两份，一份给劳动者或其指定的人员，一份给用人单位。

根据职业健康检查结果，劳动者个体的体检结论可分为以下 5 种：

1. 目前未见异常：本次职业健康检查各项检查指标均在正常范围内。

2. 复查：检查时发现与目标疾病相关的单项或多项异常，需要复查确定，应明确复查的内容和时间。

3. 疑似职业病：检查发现疑似职业病或可能患有职业病，需要提交职业病诊断机构进一步明确诊断。

4. 职业禁忌证：检查发现有职业禁忌的患者，需写明具体疾病名称。

5. 其他疾病或异常：除目标疾病之外的其他疾病，或某些检查指标的异常。

（三）职业健康监护评价报告

职业健康监护评价报告，是根据职业健康检查结果、收集到的历年工作场所监测资料和职业健康监护过程中收集到的相关资料，通过分析劳动者健康损害与职业病危害因素的关系、导致发生职业危害的原因，预测健康损害的发展趋势，对用人单位劳动者的职业健康状况做出总体评价，并提出综合改进建议。职业健康检查机构可根据受检单位职业健康监护资料的实际情况及用人单位的委托要求，共同协商决定是否出具职业健康监护评价报告。

职业健康监护评价报告可以用于用人单位开展职业健康教育与健康促进活动基础

资料，可以反映出用人单位职业病危害因素的控制效果和劳动者健康状况。如果用人单位想获得职业健康监护评价报告，可以委托职业健康检查机构对本单位提供的职业健康检查结果资料、历年工作场所监测资料及职业健康监护过程中收集到的相关资料进行汇总统计分析。长期委托同一职业健康检查机构进行职业健康检查工作，更有利于开展工作。

并不是每一次检查都需要形成职业健康监护评价报告，用人单位可以根据本单位职业病危害因素波动情况和劳动者流动情况，每 3～5 年开展一次即可。并可以通过 10～20 年的报告汇总出本单位职业健康管理工作报告，推动职业卫生工作发展。

二、禁止有职业禁忌证的劳动者从事其禁忌的作业

职业禁忌证，是指劳动者从事特定职业或者接触特定职业病危害因素时，比一般职业人群更易于遭受职业病危害和罹患职业病，或者可能导致原有自身疾病病情加重，或者在作业过程中诱发可能导致对他人生命健康构成危险疾病的个人特殊生理或病理状态。

《职业病防治法》第三十五条明确规定："用人单位不得安排有职业禁忌的劳动者从事其所禁忌的作业；对在职业健康检查中发现有与所从事的职业相关的健康损害的劳动者，应当调离原工作岗位，并妥善安置。"但必须要注意的是，职业禁忌证的判定应综合考虑职业暴露的特征和个体健康状况，没有绝对的职业禁忌证。

三、调离并妥善安置有职业健康损害的劳动者

妥善处理已发生职业健康损害的劳动者是职业健康监护的重要内容。用人单位在在岗期间定期体检中，一旦发现劳动者出现与从事的职业相关的健康损害，应将其调离原岗位，做好再就业的技术培训；同时，还应对其进行妥善安置，包括调换工种和岗位，进行医学观察、诊断、治疗和疗养等一系列措施。具体可采取下列措施：

（一）对于有职业禁忌的劳动者，应将其调离或者暂时脱离原工作岗位。

（二）对于健康损害可能与所从事的职业相关的劳动者，应将其妥善安置。

（三）对于需要复查的劳动者，应按照职业健康检查机构要求的时间安排其复查和进行医学观察。

（四）对于疑似职业病病人，应按照职业健康检查机构的建议安排其进行医学观察

或者职业病诊断。

（五）对于存在职业病危害的岗位，应立即改善劳动条件，完善职业病防护设施，为劳动者配备符合国家标准的个人使用的职业病防护用品。

四、未进行离岗前职业健康检查的，不得解除或者终止劳动合同

根据《职业病防治法》的规定，用人单位对未进行离岗前职业健康检查的劳动者，不得解除或者终止与其订立的劳动合同。因此，劳动者在离岗前，用人单位应无偿为其进行职业健康检查，且检查费用由用人单位承担。

案例

2006年6月，田某到北京某公司上班。2007年4月1日，双方签订第一份劳动合同，合同终止日期为2010年3月31日，约定田某的岗位是喷漆工，执行计件工时制度。2010年3月15日，双方续签劳动合同，合同终止日期为2011年3月30日。2010年3月29日，该公司为田某进行了在岗期间的常规检查，其中职业健康检查表职业史中载明：接触有害因素名称苯、二甲苯，每日接触时间8小时，防护措施为佩戴防毒面具。2010年6月21日，该公司计划将田某从探矿机械厂调至黄厂铺信达车间工作，但田某不同意调动，未到黄厂铺信达车间工作。2010年6月30日，田某离职并申请劳动仲裁，请求该公司支付保险费和经济补偿款，解除与该公司的劳动关系，并要求体检进行职业病诊断。2010年7月8日，该公司以田某旷工七天以上为由将其辞退。

2010年9月19日，北京市通州区劳动争议仲裁委员会裁决：该公司一次性支付田某经济补偿和赔偿，为田某进行离岗前职业健康检查。该公司不服该裁决，于2010年10月提起诉讼，要求不向田某支付解除劳动合同经济补偿，也不必为田某进行离岗前职业健康检查。

法院经审理后认为，用人单位未依法为劳动者缴纳社会保险费的，劳动者可以解除劳动合同，用人单位应当向劳动者支付经济补偿。依据《中华人民共和国劳动合同法》第三十八条、第四十六条、第四十七条，《中华人民共和国职业病防治法》第三十二条第一款（现为第三十六条第二款），《最高人民法院关于审理劳动争议案件适用法律若干问题的解释》第十三条之规定，判决：一、该公司给付被告田某解除劳动合同经济补偿金6 000元；二、该公司赔偿被告田某社会保险损失6 000元；三、该公司为被告田某进行离岗时职业健康检查。

第四节　建立、健全职业健康监护档案

职业健康监护档案是用人单位在日常职业卫生管理工作中形成的业务档案，直接关系到用人单位和劳动者的健康权益。在实际工作中，有一些用人单位尚未建立职业健康监护档案；有的甚至误以为劳动者进行了职业健康检查，有了职业健康检查结果报告，就算是建立了档案；还有用人单位虽然建立了职业健康监护档案，但是缺乏有效管理。

根据《职业病防治》的规定，用人单位应当为劳动者建立职业健康监护档案，并按照规定期限妥善保存。

一、建立符合要求的职业健康监护档案

职业健康监护档案是健康监护全过程的客观记录资料，是系统地观察劳动者健康状况的变化、评价个体和群体健康损害的依据，其特征是资料的完整性、连续性。根据《用人单位职业健康监护监督管理办法》《职业健康监护技术规范》（GBZ 188）的规定，职业健康监护档案的内容和管理要求如下。

（一）劳动者职业健康监护档案

用人单位应当为劳动者个人建立职业健康监护档案，包括以下内容：

1. 劳动者姓名、性别、年龄、籍贯、婚姻、文化程度、嗜好等情况。

2. 劳动者职业史、既往史和职业病危害接触史。

3. 历次职业健康检查结果及处理情况。

4. 职业病诊疗资料。

5. 需要存入职业健康监护档案的其他有关资料。

（二）用人单位职业健康监护档案

用人单位职业健康监护档案包括以下内容：

1. 用人单位职业卫生管理组织组成、职责。

2. 职业健康监护制度和年度职业健康监护计划。

3. 历次职业健康检查的文书，包括委托协议书、职业健康检查机构的健康检查总结报告和评价报告。

4. 工作场所职业病危害因素监测结果。

5. 职业病诊断证明书和职业病报告卡。

6. 用人单位对职业病病人、患有职业禁忌证者和已出现相关职业健康损害的劳动者的处理和安置记录。

7. 用人单位在职业健康监护中提供的其他资料、职业健康检查机构记录整理的相关资料。

8. 卫生行政部门要求的其他资料。

（三）职业健康检查机构职业健康监护档案

职业健康检查机构职业健康监护档案包括以下内容：

1. 历次职业健康检查的文书，包括委托协议书、职业健康检查总结报告、评价报告和告知材料。

2. 用人单位提供的相关资料。

3. 其他有关材料。

（四）职业健康监护档案的管理

职业健康监护档案的管理包括以下内容：

1. 用人单位应当依法建立职业健康监护档案，并按规定妥善保存。劳动者或劳动者委托代理人有权查阅劳动者个人的职业健康监护档案，用人单位不得拒绝或者提供虚假档案材料。劳动者离开用人单位时，有权索取本人职业健康监护档案复印件，用人单位应当如实、无偿提供，并在所提供的复印件上签章。

2. 职业健康检查机构应当建立职业健康检查档案，并按规定妥善保存。

3. 职业健康监护档案应有专人管理，管理人员应保证档案只能用于保护劳动者健康的目的，并保证档案的保密性。

二、如实、无偿为劳动者提供职业健康监护档案复印件

根据《职业病防治法》的规定，劳动者离开用人单位时，有权索取本人职业健康监护档案复印件，用人单位应当如实、无偿提供，并在所提供的复印件上签章。《用人

单位职业健康监护监督管理办法》进一步规定，安全生产行政执法人员、劳动者或者其近亲属、劳动者委托的代理人，有权查阅、复印劳动者的职业健康监护档案。劳动者离开用人单位时，有权索取本人职业健康监护档案复印件，用人单位应当如实、无偿提供，并在所提供的复印件上签章。

根据上述规定，用人单位有义务在劳动者离岗时提供职业健康监护档案复印件，并在所提供的复印件上签章，不得弄虚作假，不得向劳动者收取任何费用。

国家安全监管总局在《职业卫生档案管理规范》的附件中，规定了劳动者个人职业健康监护档案的主要内容；并规定用人单位可根据工作实际对职业卫生档案的样表作适当调整，但主要内容不能删减，涉及项目及人员较多的，可参照样表予以补充；同时还规定了劳动者离开用人单位时，有权索取本人职业健康监护档案复印件，用人单位应如实、无偿提供，并在所提供的复印件上签章。劳动者在申请职业病诊断、鉴定时，用人单位应如实提供职业病诊断、鉴定所需的劳动者职业病危害接触史、工作场所职业病危害因素检测结果等资料。

三、职业健康监护档案管理

职业健康监护档案，是与劳动者职业健康相关联的各项记录。职业健康监护档案管理是职业病防治工作的重要组成部分。

（一）职业健康监护档案与单位人事管理档案不同

职业健康监护该由谁来建立、谁来管理、如何管理，用人单位做法也不尽相同。实际工作找哪个部门，有一些用人单位为了简化程序、节约资源，将劳动者职业健康监护档案纳入人事档案，这样做就失去了用人单位职业安全监管部门对劳动者健康状况的有效监控，因为职业健康监护档案与单位人事管理档案有所不同，切不可混为一谈。

一是职业健康监护档案是针对接触职业病危害因素劳动者建立的职业健康状况监控记录，需要不断对职业健康有关信息及时更新，有很强的时效性和专业性。

二是职业健康监护档案的内容与人事档案的内容不同，来源也不同，因此，职业健康监护档案应当由专业技术人员对内容进行收集和整理。

三是建立职业健康监护档案目的，是要对劳动者健康状况进行动态监控和评估，通过对劳动者不同时段的健康状况进行对比分析，及时调整劳动者工作岗位，避免遭受职业健康损害，显然人事档案管理人员显然无法承担这样的工作。

（二）职业健康监护档案的管理要求

《职业健康监护技术规范》（GBZ 188—2014）规定的职业健康监护档案管理要求如下：

1. 用人单位应当依法建立职业健康监护档案，并按规定妥善保存。

2. 劳动者或劳动者委托代理人有权查阅劳动者个人的职业健康监护档案，用人单位不得拒绝或者提供虚假档案材料。

3. 劳动者离开用人单位时，有权索取本人职业健康监护档案复印件，用人单位应当如实、无偿提供，并在所提供的复印件上签章。

4. 职业健康监护档案应有专人管理，管理人员应保证档案只能用于保护劳动者健康的目的，并保证档案的保密性。

另外，用人单位在保管职业健康监护档案还应该注意以下问题：

1. 职业健康监护档案中某项档案材料较多或者与其他档案交叉的，用人单位应设立档案室或指定专门的区域存放职业健康监护档案，并在档案中注明其保存地点。

2. 用人单位应做好职业健康监护档案的归档工作，按年度或建设项目进行案卷归档，及时编号登记，入库保管。

3. 职业卫生监管部门查阅或者复制职业健康监护档案材料时，用人单位必须如实提供。

4. 劳动者在申请职业病诊断、鉴定时，用人单位应如实提供职业病诊断、鉴定所需的劳动者职业病危害接触史、工作场所职业病危害因素检测结果等资料。

第五节　特殊情况职业健康检查规定

所谓特殊情况，是相对正常情况而言的，即在常规情况下一般不会发生的情况。就职业健康而言，特殊情况是指劳动者在正常工作状态突然遭受重大职业病危害造成损伤的情况，一般称之为职业病危害事故。具体而言，职业病危害事故，是指存在于工作场所的职业病危害因素由于某种意外原因，如违反操作规程、设备失修等，对劳动者造成的突发的职业损害，如毒气泄漏引起的急性中毒等。

职业病危害事故具有发病急骤、紧迫性、危险性、复杂性、灾害性等特点，易造成群发性人员伤亡，严重影响生产、经济发展和社会稳定。

一、对遭受或可能遭受急性职业病危害的劳动者进行健康检查和医学观察

《职业病防治法》规定，发生或者可能发生急性职业病危害事故时，用人单位应当立即采取应急救援和控制措施；对遭受或者可能遭受急性职业病危害的劳动者，用人单位应当及时组织救治，进行健康检查和医学观察，所需费用由用人单位承担。

（一）开展应急健康检查和医学观察的目的和意义

当发生急性职业病危害事故时，对遭受或者可能遭受急性职业病危害的劳动者及时组织健康检查，可依据检查结果和现场职业卫生学调查确定危害因素，为急救和治疗提供依据，控制职业病危害的继续蔓延和发展。应急健康检查应在事故发生后立即开始。

（二）应急健康检查对象

1. 遭受急性职业病危害的劳动者。

2. 可能遭受急性职业病危害的劳动者（包括直接或间接接触职业病危害因素的劳动者，以及参与急性职业病危害事故应急救援的劳动者）。

（三）应急健康检查项目

应急健康检查属于医学检查，除生命体征及一般健康检查指标外，还应重点针对职业病危害因素设定的一些项目进行检查。例如：急性一氧化碳中毒患者血中碳氧血红蛋白（HbCO）测定结果和意识障碍是检查的重点项目；急性光气中毒患者呼吸系统症状和血气分析是重点检查项目，特别注意的是，急性光气中毒迟发性肺水肿、即发生肺水肿潜伏期可达48小时是重要特征，因此患者应该留院进行医学观察。

（四）应急检查的结果应存入职业健康监护档案

应急检查反映了劳动者遭受或可能遭受急性职业病危害事故的医学检查和处置结果，是劳动者一次特殊的职业经历和医学检查。应急检查的结果对用人单位开展职业

病防治工作、预防急性职业病危害事故的发生、劳动者后期健康损害的原因分析具有十分重要的作用，用人单位应予以高度重视，及时存入职业健康监护档案。

二、职业病危害事故应对处理概要

存在职业病危害因素工作场所或因设备故障造成职业病危害因素扩散，致使劳动者遭受急性职业病危害，均可称为职业病危害事故。实际上，无论是因职业病危害造成的急、慢性职业病及死亡事故，还是急性职业中毒、中暑、化学性灼伤等，都具有共同特征，即因果性、偶然性、必然性、规律性。

（一）用人单位应对措施

用人单位在发生或者可能发生职业病危害事故时，应依法采取临时控制和应急救援措施。采取的临时控制和应急救援措施如下：

1. 应当立即切断危害源，启动应急预案，采取应急救援和控制措施，对受伤害劳动者及时组织现场急救或转送医院抢救，及时按规定向所在地安全生产监督管理部门和卫生部门报告事故。

2. 立即停止导致职业病危害事故的作业，及时撤离和疏散其他劳动者和工作人员，控制事故现场，防止事态扩大，把事故危害降到最低。

3. 封存造成或可能导致职业病危害事故发生的材料、设备和工具等。

4. 控制职业病危害事故现场。

5. 对遭受或者可能遭受急性职业病危害的劳动者，单位应当及时组织救治，进行健康检查和医学观察，费用由单位承担。

6. 配合事故调查组进行事故调查处理，按照要求如实提供事故发生情况、有关材料和样品等。单位和个人不得拒绝、隐瞒或提供虚假证据或资料，不得阻碍、干涉事故调查组的现场调查和取证工作，认真落实事故调查组要求采取的各项措施。

7. 严格落实防范事故再次发生的改进措施和整改意见。

（二）事故现场处置与应急救援

事故现场处置与应急救援主要包括以下几方面工作：

1. 危害范围的判断和现场隔离。应根据危害源性质、危害源所处的位置、地理环境状况、气候条件、生态条件、敏感部门的分布等情况，采用红线、黄线、绿线划分现场隔离范围，向危害源上风向和上水源疏散人员。

2. 现场搜救与现场急救。在有污染的环境内，由专业队伍短暂实施现场搜救和急救复苏。从污染区抢救出的中毒患者，应进行去污洗消和检伤分类。对于部分伤情复杂的中毒患者和急需进行消化道毒物清除或紧急应用解毒药物的患者，要在现场采取相应的紧急救治措施，还需要做好复合伤的处置准备。另外，部分毒物中毒损害有一定的潜伏期，危害会逐渐表现出来，事故区域内人员受事故影响也会出现不同症状，在事故发生初期难以明确甄别，因此需要进行医学观察。

3. 现场调查。由相关专业人员和事故调查人员进行现场勘验和调查取证，查明事故发生的经过、原因、人员伤亡情况及危害程度等。

4. 现场毒物快速检测与采样。由相关专业人员使用检测盒和检测仪对毒物进行快速检测，并采集现场样品及患者的生物材料送实验室进行分析、鉴别。

5. 个体防护。参与职业病危害事故应急处置与救援的人员都要按要求正确佩戴和使用个体职业病防护用品。

（三）制定职业病危害事故应急处置预案

职业病危害事故的预防是长期而系统的工作，体现在用人单位日常对职业病防治工作的重视和落实程度上。做好职业病危害事故的预防应遵循以下原则：

1. 要建立职业病防治和事故应急处置机构，明确部门分工和各自职责。

2. 要建立、健全职业卫生各项管理制度和操作规程，并严格执行。

3. 要建立预警和预防机制，加强日常监测和职业病危害控制和管理。

4. 制定并完善职业病危害事故应急预案，应针对易发生急性中毒和急性损伤的职业病危害因素制定专项应急预案，并定期演练。

第六节 职业健康检查中的医学伦理问题

《职业健康检查管理办法》对从事职业健康检查的主检医师提出了具体要求：职业健康检查医师应首先尊重接受检查的劳动者，实施职业健康检查时，有责任和义务将检查目的、意义、检查结果等向劳动者进行必要的解释和说明。

一、劳动者的知情权

在职业健康检查中要尊重劳动者的隐私，还要保证其就业权、知情权；发现职业禁忌证、疑似职业病时，还应告知用人单位。这里的“告知”并非“告之”，“告知”是指告诉某人或某个组织，使其知道某件事情，也就是说，“告知”不但要求有“告诉”这一行为，而且还要有“知道”这一效果；而“告之”并没有具体指向，只是表达了一个行为，并不知道“告之”的效果。因此，发现职业禁忌证、疑似职业病时，告知用人单位并提出正确的医学建议，是告诉用人单位让劳动者脱离职业病危害因素，避免进一步发生健康损害而成为职业病病人。

用人单位错误的“告知”方式包括：

1. 公布所有人体检结果。

2. 公布体检异常人员名单。

3. 公布正常人员名单。

4. 公布复查人员名单。

5. 仅向体检异常人员出示体检结果。

6. 仅向需复查人员出示体检结果。

二、疑似职业病病人报告

《职业病防治法》第五十条规定：“用人单位和医疗卫生机构发现职业病病人或者疑似职业病病人时，应当及时向所在地卫生行政部门和安全生产监督管理部门报告。确诊为职业病的，用人单位还应当向所在地人力资源社会保障行政部门报告”。

《用人单位职业健康监护监督管理办法》第十八条规定：“职业健康监护中出现新发生职业病（职业中毒）或者两例以上疑似职业病（职业中毒）的，用人单位应当及时向所在地安全生产监督管理部门报告。”第三十条规定：“用人单位违反本办法规定，未报告职业病、疑似职业病的，由安全生产监督管理部门责令限期改正，给予警告，可以并处 1 万元以下的罚款；弄虚作假的，并处 2 万元以上 5 万元以下的罚款。”

三、关于职业健康检查周期

职业健康监护是连续性地收集健康相关资料的过程，其中主要是职业健康检查资料的收集。实施职业健康监护的项目，必须选择合理、科学的职业健康检查时机，其中包括对从事接触职业病危害因素的劳动者开展第一次职业健康检查的时间和定期职业健康检查的周期。

若因接触某职业病危害因素而需要开展离岗后健康检查的，则要选择合理的随访时间和随访周期。如接触游离二氧化硅粉尘作业的劳动者，《职业健康监护技术规范》(GBZ 188) 规定在岗期间职业健康检查周期为：

1. 生产性粉尘作业分级为Ⅰ级的，2 年 1 次；生产性粉尘作业分级为Ⅱ级及以上的，1 年 1 次。

2. X 射线胸片表现有尘肺样小阴影改变的基础上，至少有 2 个肺区小阴影的密集度达到 0/1 级，或有 1 个肺区小阴影密集度达到 1 级，每年检查 1 次，连续观察 5 年，若 5 年内不能确诊为矽肺患者，按 1 执行。

3. 矽肺患者原则上每年检查 1 次，或根据病情随时检查。

4. 离岗后健康检查周期（推荐性）检查时间如下：

(1) 接触矽尘工龄在 10 年（含 10 年）以下者，随访 10 年。

(2) 接触矽尘工龄超过 10 年者，随访 21 年。

(3) 随访周期原则上为每 3 年 1 次。

(4) 若接触矽尘工龄在 5 年（含 5 年）以下且接触浓度达到国家卫生标准的，则可以不随访。

影响医学健康检查周期的因素很多，主要的决定因素是职业病危害因素的种类、性质以及其毒理学特征，工作场所职业病危害因素的浓度（或强度），其所致职业病的特点［如疾病的潜伏期、病程的自然发展规律（转归）等］，以及个体健康因素甚至遗传因素的影响。因此，在决定其职业病危害因素健康监护的周期时，不应该简单地只考虑某一个因素，更不应该完全采用一个标准，必须综合考虑各方面的因素，就某种具体职业病危害因素做出符合实际情况的规定。

四、对接触有慢性毒性化学品的劳动者开展医学随访

用人单位发现本单位使用的化学品有慢性毒性，尤其是有致畸性、致癌性、致突变性等时，应积极对劳动者开展医学随访。

五、离退休劳动者定期健康监护

用人单位应对离退休劳动者进行定期健康监护（医学随访），这是因为有些职业病危害因素具有迟发性、长期性、慢性健康影响的特点。

（一）离岗后医学随访检查对象

1. 接触的职业病危害因素具有慢性健康影响，或发病有较长的潜伏期，在脱离接触后仍有可能发生职业病的劳动者，需进行医学随访检查。

2. 尘肺病患者在离岗后，需进行医学随访检查。随访时间的长短应根据工作场所有害因素致病的流行病学及临床特点、劳动者从事该作业的时间长短、工作场所有害因素的浓度等因素综合考虑确定。

（二）离岗后医学随访检查的工作场所职业病危害因素

离岗后医学随访检查的工作场所职业病危害因素包括：锰及其无机化合物、铍及其无机化合物、铬及其化合物、砷及其化合物、联苯胺、氯甲醚、焦炉逸散物、游离二氧化硅粉尘、煤尘、石棉粉尘、其他致尘肺病的无机粉尘、高气压。

第八章　对女职工和未成年工的特殊规定

第一节　女职工和未成年工从事职业活动的禁忌及劳动者特殊待遇

女职工和未成年工是我国劳动力组成的一部分。女职工和未成年工在生理和心理方面存在特殊性，需要予以特殊保护。《职业病防治法》明确规定，用人单位不得安排未成年工从事接触职业病危害的作业；不得安排孕期、哺乳期的女职工从事对本人和胎儿、婴儿有危害的作业。为保护女职工和未成年人的身心健康，推动社会进步，我国对女工和未成年工实施特殊劳动保护，颁布了《女职工劳动保护特别规定》《未成年工特殊保护规定》《禁止使用童工规定》等。

一、禁止安排未成年工从事接触职业病危害的作业

未成年工的身体、组织、器官尚未完全成熟，对职业病危害因素更为敏感，职业病危害因素造成的身体危害更严重，因此，用人单位不得安排未成年工从事接触职业病危害的作业。

按照《未成年工特殊保护规定》的有关表述，未成年工是指年满十六周岁、未满十八周岁的劳动者。应针对未成年工处于生长发育期的特点和接受义务教育的需要，采取特殊的劳动保护措施。《未成年工特殊保护规定》中部分规定如下：

（一）用人单位不得安排未成年工从事的劳动

1.《生产性粉尘作业危害程度分级》（GBZ/T229.1）中第一级以上的接尘作业。

2.《有毒作业分级》（GB 12331）中第一级以上的有毒作业。

3.《高处作业分级》（GB 3608）中第二级以上的高处作业。

4.《冷水作业分级》（GB/T 14439）中第二级以上的冷水作业。

5.《高温作业分级》（GB/T 4200）中第三级以上的高温作业。

6.《低温作业分级》（GB/T 14440）中第三级以上的低温作业。

7.《体力劳动强度分级》（GB 3869）中第四级体力劳动强度的作业。

8. 矿山井下及矿山地面采石作业。

9. 森林业中的伐木、流放及守林作业。

10. 工作场所接触放射性物质的作业。

11. 有易燃易爆、化学性烧伤和热烧伤等危险性大的作业。

12. 地质勘探和资源勘探的野外作业。

13. 潜水、涵洞、涵道作业和海拔三千米以上的高原作业（不包括世居高原者）。

14. 连续负重每小时在六次以上且每次超过二十千克，间断负重每次超过二十五千克的作业。

15. 使用凿岩机、捣固机、气镐、气铲、铆钉机、电锤的作业。

16. 工作中需要长时间保持低头、弯腰、上举、下蹲等强迫体位和动作频率每分钟大于五十次的流水线作业。

17. 锅炉司炉。

（二）未成年工患有某种疾病或具有某些生理缺陷（非残疾型）时，用人单位不得安排其从事的劳动

1.《高处作业分级》（GB 3608）中第一级以上的高处作业。

2.《低温作业分级》（GB/T 14440）中第二级以上的低温作业。

3.《高温作业分级》（GB/T 4200）中第二级以上的高温作业。

4.《体力劳动强度分级》（GB 3869）中第三级以上体力劳动强度的作业。

5. 接触铅、苯、汞、甲醛、二硫化碳等易引起过敏反应的作业。

（三）对未成年工的使用和特殊保护实行登记制度

1. 用人单位招收使用未成年工，除符合一般用工要求外，还须向所在地的县级以上人力资源社会保障行政部门办理登记。人力资源社会保障行政部门根据《未成年工健康检查表》《未成年工登记表》，核发《未成年工登记证》。

2. 各级人力资源社会保障行政部门须遵守《未成年工特殊保护规定》中的相关规定，不得安排《未成年工特殊保护规定》中的禁止项目，即上述不得从事的 17 项劳动范围，以及患有某种疾病或具有某些生理缺陷时不得安排从事的 5 项工作范围。某种疾病或某些生理缺陷是指《未成年工特殊保护规定》中第五条规定的心血管系统、呼吸系统、消化系统、泌尿系统、内分泌系统、精神神经系统、肌肉和骨骼运动系统以及其他疾病或缺陷等系统器质性疾病。另外，未成年工的健康检查要按所附《未成年工健康检查表》（见表 8—1）列出的项目进行，各级人力资源社会保障行政部门审核体检情况和拟安排的劳动范围。

3. 未成年工须持《未成年工登记证》上岗。

4.《未成年工登记证》由国务院人力资源社会保障行政部门统一印制。

另外，根据《劳动法》的规定，用人单位应当对未成年工定期进行健康检查。关于具体的检查期，根据《未成年工特殊保护规定》的规定，用人单位应按下列要求对未成年工定期进行健康检查：

1. 安排工作岗位之前。

2. 工作满 1 年时。

3. 年满 18 周岁，距前一次的体检时间已超过半年时。

应按照《未成年工健康检查表》（见表 8—1）列出的项目进行健康检查。根据《未成年工特殊保护规定》，用人单位应根据未成年工的健康检查结果安排其从事适合的劳动。对不能胜任原劳动岗位的，应根据医务部门的证明，予以减轻劳动量或安排其他劳动。

表 8—1　　　　未成年工健康检查表

______省______市______县（区）______工厂______车间______工种

姓名______　性别______　民族______　出生日期______年____月____日

重要病史______________________　检测日期______年____月____日

1. 脉搏________次/分

2. 收缩压________Pa

3. 舒张压（消音）______Pa

4. 肺活量（1）______（2）______（3）______最大量______ml

5. 营养状况______________________

6. 血色素________g/L

7. 身高________cm

续表

8. 体重________kg

9. 体重/身高________

10. 坐高________cm

11. 胸围________cm

12. 肩围________cm

13. 骨盆宽________cm

14. 月经来潮：已　　未

<table>
<tr><td rowspan="12">体格检查</td><td>项目</td><td>正常</td><td colspan="8">阳性体征</td></tr>
<tr><td rowspan="7">心脏</td><td rowspan="7"></td><td rowspan="2">左界大</td><td rowspan="2">右位心</td><td rowspan="2">心动过速（次/分）</td><td rowspan="2">心动过缓（次/分）</td><td colspan="2">频发早搏</td><td rowspan="2">其他心律异常</td><td rowspan="2">其他</td></tr>
<tr><td>安静（次/分）</td><td>运动后（次/分）</td></tr>
<tr><td></td><td></td><td></td><td></td><td></td><td></td><td></td><td></td></tr>
<tr><td rowspan="4">病理杂音</td><td colspan="2" rowspan="2">部位</td><td colspan="2">收缩期</td><td colspan="2">舒张期</td><td rowspan="2">传导方向</td></tr>
<tr><td>性质</td><td>响度</td><td>性质</td><td>响度</td></tr>
<tr><td colspan="2" rowspan="2"></td><td colspan="4" rowspan="2"></td><td rowspan="2"></td></tr>
<tr></tr>
<tr><td>肺脏</td><td></td><td colspan="8"></td></tr>
<tr><td>肝脏</td><td></td><td colspan="8">肋缘下________厘米　肘突下________厘米　软硬度________触痛________</td></tr>
<tr><td>脾脏</td><td></td><td colspan="8">肋缘下________厘米　最大斜径________厘米　软硬度________触痛________</td></tr>
<tr><td colspan="3">其他部分异常</td><td colspan="7"></td></tr>
</table>

<table>
<tr><td rowspan="7">部分常见病</td><td rowspan="4">视力</td><td rowspan="2">远</td><td>左</td><td></td><td rowspan="7">印象：</td></tr>
<tr><td>右</td><td></td></tr>
<tr><td rowspan="2">近</td><td>左</td><td></td></tr>
<tr><td>右</td><td></td></tr>
<tr><td colspan="3">沙眼</td><td></td></tr>
<tr><td colspan="3">脊柱侧弯</td><td></td></tr>
<tr><td colspan="3">神经衰弱</td><td></td></tr>
<tr><td rowspan="6">其他检查化验</td><td colspan="2">胸透</td><td colspan="2"></td><td rowspan="9">建议：

医师签名________
日　　期________</td></tr>
<tr><td colspan="2">心电图</td><td colspan="2"></td></tr>
<tr><td colspan="2">肝功</td><td colspan="2"></td></tr>
<tr><td rowspan="2">结果试验</td><td>OT</td><td colspan="2">毫米直径</td></tr>
<tr><td>PPD</td><td colspan="2">毫米直径</td></tr>
<tr><td colspan="2">其他</td><td colspan="2"></td></tr>
<tr><td>备注</td><td colspan="4"></td></tr>
<tr><td colspan="5">可、否　参加素质测试</td></tr>
</table>

（四）未成年工上岗前用人单位应对其进行有关的职业安全卫生教育、培训；未成年工体检和登记，由用人单位统一办理和承担费用。

二、不得安排孕期、哺乳期的女职工从事对本人和胎儿、婴儿有危害的作业

女性在妊娠期和哺乳期等特殊时期，身体机能状况发生改变，对某些职业病危害因素的耐受能力降低。妊娠期的女性，肺通气量增加导致吸入的毒物量增加；循环血量增加导致对毒物的吸收量增大，且肝脏解毒能力减弱导致机体对毒物的敏感性增高，这些都可对胎儿健康产生影响，如铅可穿透胎盘屏障，对胚胎和胎儿产生毒作用。哺乳期的女职工需母乳喂养婴儿，而许多职业病危害因素（如铅、汞、钴、氟、苯等）可进入乳汁并随乳汁排出。含毒物的乳汁会造成婴儿中毒（如母源性乳儿铅中毒），也可降低乳儿抵抗力，进而会影响婴儿身体健康。

孕期和哺乳期女职工接触职业病危害因素，不仅可能对劳动者本人产生职业病危害，也可能通过胎盘或哺乳影响胎儿或婴儿的健康，因此，用人单位不得安排孕期、哺乳期的女职工从事对本人和胎儿、婴儿有危害的作业。应建立健全女职工档案，包括育龄女职工、孕期女职工和哺乳期女职工。

（一）孕期女职工不得从事的劳动范围

1. 工作场所空气中铅及其化合物、汞及其化合物、苯、镉、铍、砷、氰化物、氮氧化物、一氧化碳、二硫化碳、氯、己内酰胺、氯丁二烯、氯乙烯、环氧乙烷、苯胺、甲醛等有毒物质的浓度超过国家卫生标准的行业。

2. 制药行业中从事抗癌药物及乙烯雌酚的生产作业。

3. 工作场所放射性物质超过《电离辐射防护与辐射源安全基本标准》（GB 18871）中规定剂量的作业；已从事放射工作的孕妇、授乳妇不应在甲种工作条件下工作（甲种工作条件是指工作人员在此条件下连续工作一年所受的照射有可能超过年剂量当量限值的 3/10，即 15 mSv），妊娠六个月内不应接触射线。

4. 人力进行的土方和石方作业。

5. 《工作场所有害因素职业接触限值　第 2 部分物理有害因素》（GBZ 2.2）中第Ⅲ级体力劳动强度的作业。

6. 伴有全身强烈振动的作业，如风钻、捣固机、锻造等作业，以及拖拉机驾驶等。

7. 工作中需要频繁弯腰、攀高、下蹲的作业，如焊接作业。

8.《高处作业分级》（GB/T 3608）所规定的高处作业，即一级高处作业（在高度基准面 2 米及以上，有可能坠落的高处进行的作业）。

（二）哺乳期女职工不得从事的劳动范围

1. 工作场所空气中铅及其化合物、汞及其化合物、苯、镉、铍、砷、氰化物、氮氧化物、一氧化碳、二硫化碳、氮、己内酰胺、氯丁二烯、氯乙烯、环氧乙烷、苯胺、甲醛等有毒物质的浓度超过国家卫生标准的行业。

2.《工作场所有害因素职业接触限值　第 2 部分　物理有害因素》（GBZ 2.2）中第Ⅲ级体力劳动强度的作业。

3. 工作场所空气中锰、氟、溴、甲醇、有机磷化合物、有机氯化合物等的浓度超过国家卫生标准的作业。

（三）综合保障措施

为了减少和解决女职工在劳动中因生理特点造成的特殊困难，需采取综合管理措施加强女职工健康保护。

1. 用人单位应当加强女职工劳动保护，采取措施改善女职工职业卫生条件，强调女职工特殊保护的规定，对女职工进行职业病防治知识的培训。

2. 用人单位应当遵守女职工禁忌从事的劳动范围的规定，将本单位属于女职工禁忌从事劳动范围的岗位书面告知女职工。

（四）女职工禁忌从事的劳动范围

1. 一般情况下女职工禁忌从事的劳动范围

（1）矿山井下作业。

（2）体力劳动强度分级标准中规定的第四级体力劳动强度的作业。

（3）每小时负重 6 次以上、每次负重超过 20 千克的作业，或者间断负重、每次负重超过 25 千克的作业。

2. 女职工在经期禁忌从事的劳动范围

（1）冷水作业分级标准中规定的第二级、第三级、第四级冷水作业。

（2）低温作业分级标准中规定的第二级、第三级、第四级低温作业。

（3）体力劳动强度分级标准中规定的第三级、第四级体力劳动强度的作业。

（4）高处作业分级标准中规定的第三级、第四级高处作业。

3. 女职工在孕期禁忌从事的劳动范围

（1）作业场所空气中铅及其化合物、汞及其化合物、苯、镉、铍、砷、氰化物、氮氧化物、一氧化碳、二硫化碳、氯、己内酰胺、氯丁二烯、氯乙烯、环氧乙烷、苯胺、甲醛等有毒物质的浓度超过国家职业卫生标准的作业。

（2）从事抗癌药物、己烯雌酚生产，接触麻醉剂气体等的作业。

（3）非密封源放射性物质的操作，核事故与放射事故的应急处置。

（4）高处作业分级标准中规定的高处作业。

（5）冷水作业分级标准中规定的冷水作业。

（6）低温作业分级标准中规定的低温作业。

（7）高温作业分级标准中规定的第三级、第四级的作业。

（8）噪声作业分级标准中规定的第三级、第四级的作业。

（9）体力劳动强度分级标准中规定的第三级、第四级体力劳动强度的作业。

（10）在密闭空间、高压室的作业或者潜水作业，伴有强烈振动的作业，需要频繁弯腰、攀高、下蹲的作业。

4. 女职工在哺乳期禁忌从事的劳动范围

（1）孕期禁忌从事的劳动范围的第一项、第三项、第九项。

（2）作业场所空气中锰、氟、溴、甲醇、有机磷化合物、有机氯化合物等有毒物质的浓度超过国家职业卫生标准的作业。

三、禁止使用童工

未满十六周岁的劳动者为童工。童工身体、组织、器官尚未完全发育成熟，对职业病危害因素更为敏感，后果更严重，因此用人单位不得使用童工。

（一）禁止使用童工的相关法律法规

《禁止使用童工规定》第二条规定："国家机关、社会团体、企业事业单位、民办非企业单位或者个体工商户（以下统称'用人单位'）均不得招用不满 16 周岁的未成年人（招用不满 16 周岁的未成年人，以下统称'使用童工'）。禁止任何单位或个人为不满 16 周岁的未成年人介绍就业。禁止不满 16 周岁的未成年人开业从事个体经营活动。"

不满16周岁的未成年人的父母或其他监护人有义务保障其不被用人单位非法招用，用人单位在招用人员时也须核查被招用人员的身份证。县级以上各级人民政府人力资源社会保障行政部门，公安、工商行政管理、教育、卫生等行政部门，工会、共青团、妇联等群众组织，也有相关义务。

（二）使用童工的法律责任

对于违法使用童工的，《禁止使用童工规定》有如下规定：

第六条　用人单位使用童工的，由劳动保障行政部门按照每使用一名童工每月处5 000元罚款的标准给予处罚；在使用有毒物品的作业场所使用童工的，按照《使用有毒物品作业场所劳动保护条例》规定的罚款幅度，或者按照每使用一名童工每月处5 000元罚款的标准，从重处罚。劳动保障行政部门并应当责令用人单位限期将童工送回原居住地交其父母或者其他监护人，所需交通和食宿费用全部由用人单位承担。

用人单位经劳动保障行政部门依照前款规定责令限期改正，逾期仍不将童工送交其父母或者其他监护人的，从责令限期改正之日起，由劳动保障行政部门按照每使用一名童工每月处1万元罚款的标准处罚，并由工商行政管理部门吊销其营业执照或者由民政部门撤销民办非用人单位单位登记；用人单位是国家机关、事业单位的，由有关单位依法对直接负责的主管人员和其他直接责任人员给予降级或者撤职的行政处分或者纪律处分。

第七条　单位或者个人为不满16周岁的未成年人介绍就业的，由劳动保障行政部门按照每介绍一人处5 000元罚款的标准给予处罚；职业中介机构为不满16周岁的未成年人介绍就业的，并由劳动保障行政部门吊销其职业介绍许可证。

第八条　用人单位未按照本规定第四条的规定保存录用登记材料，或者伪造录用登记材料的，由劳动保障行政部门处1万元的罚款。

第九条　无营业执照、被依法吊销营业执照的单位以及未依法登记、备案的单位使用童工或者介绍童工就业的，依照本规定第六条、第七条、第八条规定的标准加一倍罚款，该非法单位由有关的行政主管部门予以取缔。

第二节 对从事接触职业病危害作业劳动者的特殊待遇

20世纪五六十年代，随着我国经济逐渐好转，我国许多用人单位对有毒有害工种实行岗位津贴制度，所增津贴总量与岗位技能工资和用人单位内部分配改革结合起来，由用人单位自主安排。现在用人单位实现工资协商制度，对从事接触职业病危害因素作业的劳动者发放的岗位津贴已经计入工资。接触职业病危害作业的劳动者的特殊待遇包括特殊休假、定期疗养，但由于国家尚未制定统一的政策，目前该制度还仅限于一些特殊的用人单位，如放射工作场所等。

一、从事接触职业病危害作业劳动者的权利

《职业病防治法》赋予劳动者的有八项基本权利如下：

（一）知情权

1. 产生职业病危害的用人单位，应当在醒目位置设置公告栏，公布有关职业病防治的规章制度、操作规程、职业病危害事故应急救援措施和工作场所职业病危害因素检测结果。对产生严重职业病危害的作业岗位，应当在其醒目位置设置警示标识和中文警示说明。向用人单位提供可能产生职业病危害的设备、化学品、放射性同位素和含有放射性物质的材料的，应当提供中文说明书，并在设备的醒目位置设置警示标识和中文警示说明。

2. 用人单位与劳动者订立劳动合同（含聘用合同）时，应当将工作过程中可能产生的职业病危害及其后果、职业病防护措施和待遇等如实告知劳动者，并在劳动合同中写明，不得隐瞒或者欺骗。对从事接触职业病危害因素作业的劳动者，用人单位应当组织上岗前、在岗期间和离岗时的职业健康检查，并将检查结果如实告知劳动者。劳动者有权了解工作场所产生或者可能产生的职业病危害因素、危害后果和应当采取的职业病防护措施。

（二）培训权

1. 用人单位应当对劳动者进行上岗前的职业卫生培训和在岗期间的定期职业卫生培训，普及职业卫生知识，督促劳动者遵守职业病防治法律、法规、规章和操作规程，指导劳动者正确使用职业病防护设备和个人使用的职业病防护用品。

2. 劳动者应当学习和掌握相关的知识，遵守相关的法律、法规、规章和操作规程，正确使用、维护职业病防护设备和个人使用的职业病防护用品。劳动者有权获得职业卫生教育、培训。

（三）拒绝冒险权

劳动者有权拒绝在没有职业病防护措施下从事职业危害作业，有权拒绝违章指挥和强令的冒险作业。用人单位若与劳动者设立劳动合同时，没有将可能产生的职业病危害及其后果等告知劳动者，劳动者有权拒绝从事存在职业病危害的作业，用人单位不得因此解除或者终止与劳动者所订立的劳动合同。

（四）检举、控告权

任何单位和个人有权对违反《职业病防治法》的行为进行检举和控告。对违反职业病防治法律、法规以及危及生命健康的行为提出批评、检举和控告，是《职业病防治法》赋予劳动者的一项职业卫生保护权利。用人单位若因劳动者依法行使检举、控告权而降低其工资、福利等待遇或者解除、终止与其订立劳动合同，《职业病防治法》明确规定这种行为是无效的。

（五）特殊保障权

未成年人、女职工、有职业禁忌的劳动者享有特殊的职业卫生保护的权利。根据《职业病防治法》规定，产生职业病危害的用人单位在工作场所应有配套的更衣间、洗浴间、孕妇休息间等卫生设施；国家对从事放射性、高毒、高危粉尘等作业实行特殊管理；用人单位不得安排未成年工从事接触职业病危害的作业，不得安排孕期、哺乳期的女职工从事对本人和胎儿、婴儿有危害的作业，不得安排有职业禁忌的劳动者从事其所禁忌的作业。

（六）参与决策权

参与用人单位职业卫生工作的民主管理，对职业病防治工作提出意见和建议，是《职业病防治法》规定的劳动者享有的一项职业卫生保护权利。劳动者参与用人单位职业卫生工作的民主管理，是职业病防治工作的特点所决定的，也是确保劳动者权益的有效措施。本着搞好职业病防治工作的原则，劳动者应对所在的用人单位的职业病防治管理工作是否符合法律法规规定、是否科学合理等方面，直接或间接地提出意见和建议。

（七）职业健康权

1. 对于从事接触职业病危害作业的劳动者，用人单位除了应组织职业健康检查外，《职业病防治法》还规定用人单位应为劳动者建立职业健康监护档案，并按照规定的期限妥善保存。对遭受或者可能会遭受急性职业病危害的劳动者，用人单位应及时组织救治，进行健康检查和医学观察，所需费用由用人单位承担。获得职业健康检查、职业病诊疗、康复等职业病防治服务，是劳动者依法享有的一项职业卫生保护权利。

2. 当劳动者被疑患有职业病时，《职业病防治法》规定用人单位应及时安排对病人进行诊断，在病人诊断或者医学观察期间，不得解除或者终止与其订立的劳动合同。职业病病人依法享受国家规定的职业病待遇。用人单位应按照国家有关规定，安排病人进行治疗、康复和定期检查；对不适宜继续从事原工作的病人，应调离原岗位，并妥善安置；对从事接触职业病危害作业的劳动者，应给予适当岗位津贴。职业病病人的诊疗、康复费用，伤残以及丧失劳动能力职业病病人的社会保障，应按照国家有关工伤社会保障的规定执行。

（八）损害赔偿权

1.《职业病防治法》规定，用人单位应当建立、健全职业病防治责任制，加强对职业病防治的管理，提高职业病防治水平，对本单位产生的职业病危害承担责任，这是职业病防治法总则中的一项规定；职业病病人除依法享有工伤保险外，依照有关民事法律，尚有获得赔偿的权利的，有权向用人单位提出赔偿要求。

2.《职业病防治法》也对劳动者的相关义务作出了规定，如履行劳动合同，遵守职业病防治法律、法规、规定，遵守用人单位职业卫生规章，接受职业卫生培训，按规定使用职业病防护设施及个人使用的职业病防护用品，遵守操作规程等。

二、给予从事接触职业病危害作业的劳动者适当的岗位津贴

津贴制度是为了补偿劳动者在特殊的劳动条件和工作环境下的额外劳动消耗和生活费额外支出而建立的一种辅助工资形式。

（一）津贴的性质、特点和作用

津贴是为了补偿劳动者额外的或特殊的劳动消耗，以及保证劳动者的生活水平不受特殊条件影响而实行的一种工资补充形式，是劳动者工资的重要组成部分。

许多工作是在特殊条件下进行的，如井下作业、高空作业、有毒有害气体或高温环境中的工作、野外工作等。在特殊条件下工作的劳动者，其劳动消耗及生活费用的支出要大于在正常条件下工作的劳动者。他们的这种额外支出，应该得到合理的补偿，而基本工资制度和其他的工资形式不能完全做到这一点。而采用津贴的形式，对保护劳动者的身体健康、弥补劳动者的额外支出、保障劳动者的生活水平、保证生产的持续发展，是很有必要的。

津贴同其他工资形式相比，有以下几个特点：

1. 津贴是一种补偿性的劳动报酬，是对劳动者在特殊的环境和条件下超常劳动消耗和额外支出的一种补偿。

2. 大多数津贴体现的主要不是劳动本身，即劳动数量和质量的差别，而是劳动所处的环境和条件的差别，主要功能是调节工种、行业、地区之间的工资关系。

3. 津贴具有单一性的特点，往往是一事一贴。多数津贴是根据某一特定条件，为了某一特定要求而制定的，这与工资制度综合多种条件与因素的情况是不同的。这就要求在确定津贴的条件、范围、对象时，界限必须十分明确。

4. 津贴不像标准工资那样，一经确定，在较长一段时间内难以变动，而是具有较大的灵活性，随着工作环境、条件的变化而变化。

建立合理的津贴制度，对于鼓励劳动者到生产急需而工作条件又十分艰苦的地区或工作岗位工作，对于保护劳动者的身体健康、增强劳动者的体质、保证生产的持续发展，有着重要的意义。

（二）津贴的种类

津贴的名目很多，从津贴的管理层次区分，可以分为两类，一类是国家或地区、部门统一建立的津贴、补贴；另一类是用人单位自行建立的津贴、补贴。国家统一建立的津贴，一般在用人单位成本中列支；用人单位自建的津贴，一般在用人单位留利的奖励基金或效益工资中开支。

按津贴的性质区分，大体可分为三类：

1. 岗位性津贴

岗位性津贴指为了补偿劳动者在某些特殊劳动条件的岗位劳动的额外消耗而建立的津贴。劳动者在某些劳动条件特殊的岗位工作，需要支出更多的体力和脑力，因此需要建立津贴，对这种额外的劳动消耗进行补偿。这种类型的津贴种类最多，使用范围最广。如高温津贴，是对从事高温繁重劳动的工人建立的临时性补贴。对于冶金企业中的炼铁、烧结、炼焦、炼钢、轧钢等工种，用人单位根据其作业环境的温度、辐射热强度和劳动繁重程度的不同，建立甲、乙、丙不同标准的津贴。另外，还有有毒有害津贴、矿山井下津贴、特殊技术岗位津贴、特重体力劳动岗位津贴、夜班津贴、流动施工津贴、盐业津贴、邮电外勤津贴等，都属于岗位性津贴。

2. 地区性津贴

地区性津贴是指为了补偿劳动者在某些特殊的地理自然条件下生活费用的额外支出而建立的津贴。如林区津贴，是为了照顾林区森林作业劳动者的生活、鼓励劳动者在林区安心工作、发展林业生产而建立的津贴，并根据林区的具体条件和各类人员的不同情况，分别确定不同的标准。另外，还有地区生活费补贴、高寒山区津贴、海岛津贴等。这类津贴一般是由国家或地区、部门建立的。用人单位所在地区如属这些津贴的执行范围，即可照章执行。

3. 保证生活性津贴

保证生活性津贴是指为保障劳动者实际工资收入和补偿劳动者生活费用额外支出而建立的津贴，如副食品价格补贴、肉价补贴、粮价补贴等。这类补贴种类不多，主要是由国家或地区、部门建立的。用人单位所在地属于这类补贴执行范围的，即可照章执行。有些用人单位根据需要，在内部也建立了少量这类补贴，如房租补贴、水电补贴等。

（三）制定津贴的标准和发放办法

津贴标准有两种制定方法，一种是按照劳动者本人标准工资的一定比例制定，另一种是按绝对额制定。这两种制定方法适应不同的情况，一般来说，对于保证劳动者实际工资水平和为保障劳动者生活的津贴，按本人标准工资的一定比例制定比较恰当；其他性质的津贴，按绝对额制定比较恰当。

在确定津贴标准时，除了应与计时工资和计件工资的标准统筹考虑外，还应考虑以下因素：一是劳动者在特殊条件下劳动的繁重程度；二是在特殊条件下职业活动对劳动者身体的危害程度；三是劳动者因在特殊条件下劳动而导致生活费用支出增加的程度。另外，还可考虑劳动保护设施情况、工作时间的长短等不同情况。一般来说，特殊条件下劳动强度越大，对身体危害越严重，生活费用越高。劳动保护设施越差的工种或岗位，规定津贴标准应适当高一些；反之，则应低一些。

第九章　职业病危害事故的应急救援

第一节　职业病危害事故应急预案

职业病危害事故应急预案，是用人单位发生职业危害事故时组织应急处理、病人救治、财产保护的程序、方法和措施，有利于提高用人单位对职业病危害事故的处置能力和应急救援反应速度，有利于及时有效地控制职业病危害事故发展，是防止事故恶化、最大限度地降低事故损失的重要举措。

用人单位职业病危害事故应急预案是国家安全生产应急预案体系的重要组成部分。制定用人单位职业病危害事故应急预案是贯彻落实“安全第一、预防为主、综合治理”方针，规范用人单位应急管理工作，提高应对、防范风险和事故的能力，保证劳动者职业健康和公众生命安全，最大限度地减少财产损失、环境损害和社会影响的重要措施。

用人单位应该建立、健全职业病危害事故应急预案，形成书面文件并予以公布。职业病危害事故应急预案应明确责任人、组织机构、事故发生后的疏通线路、紧急集合点、技术方案、救援措施的维护和启动、医疗救护方案等内容。

一、应急预案编制

应急预案编制必须以客观的态度，在客观调查的基础上，相关方共同参与，开展科学的分析和论证，按照科学的编制程序，扎实开展编制工作。

（一）应急预案的编制要求

1. 要有针对性。应针对重大危险源、可能发生的各类安全事件、关键岗位和地点、薄弱环节、重要工程等进行编制。

2. 要有科学性。须以科学的态度，在全面调查研究的基础上，开展科学的分析和论证，制定出科学的决策程序和处置方案、应急手段先进的应急反应方案。

3. 要有可操作性，即发生职业病危害事故时，有关应急组织和人员可以按照应急预案的相关内容，迅速、有序、有效地开展应急救援。

4. 要有完整性。应急预案应包含实施应急响应行动所需的所有基本信息，需功能完整，应急过程完整，适用范围完整。

5. 要有符合性。应急预案的内容和编制工作应符合国家相关法律、法规、标准的要求。

6. 要有可读性。应急预案应当包含应急所需的所有基本信息，具备相当的可读性，易于查询，语言简洁，通俗易懂，层次结构清晰，有利于相应信息的准确表述和传达。

（二）应急预案编制的准备工作

《用人单位安全生产事故应急预案编制导则》（GB/T 29639）明确规定了用人单位生产安全事故应急预案应包括的内容及相关编制要求，为规范建立应急预案提供了依据。应急预案应合理策划，做到重点突出，反应主要的重大事故风险，并避免相互孤立、交叉和矛盾。应急预案编制应做好以下准备工作：

1. 全面分析本单位职业危害等危险因素、可能发生的事故类型和事故的危害程度。

2. 排查安全事故隐患的种类、数量和分布情况，并在隐患治理的基础上，预测可能发生的事故类型及其危害程度。

3. 确定事故危险源，进行风险评估。

4. 针对事故危险源和存在的问题，确定相应的防范措施。

5. 客观评价本单位应急能力。

6. 充分借鉴国内外同行业事故应急救援工作经验。

（三）编制应急预案时应充分考虑的因素

1. 重大危险源普查的结果，包括重大危险源的数量、种类及分布情况，重大事故隐患情况等。

2. 本地区的地质、气象等自然条件及其影响。

3. 本地区以及国家和上级机构已经制定的应急预案情况。

4. 本地区以往灾难事故的情况。

5. 功能区布置及相互影响情况。

6. 周边重大危险源可能带来的影响。

7. 国家及地方相关法律法规的要求。

二、应急预案评审

应急预案编制完成后，用人单位应组织评审。评审分为内部评审和外部评审，内部评审由用人单位主要负责人组织有关部门和人员进行，外部评审由用人单位组织外部有关专家和人员进行。应急预案评审合格后，由用人单位主要负责人（或分管负责人）签发实施，并进行备案管理。

根据《生产安全事故应急预案管理办法》的规定，应急预案的编制应当符合下列基本要求：

（一）有关法律、法规、规章和标准的规定。

（二）本地区、本部门、本单位的安全生产实际情况。

（三）本地区、本部门、本单位的危险性分析情况。

（四）应急组织和人员的职责分工明确，并有具体的落实措施。

（五）有明确、具体的应急程序和处置措施，并与其应急能力相适应。

（六）有明确的应急保障措施，满足本地区、本部门、本单位的应急工作需要。

（七）应急预案基本要素齐全、完整，应急预案附件提供的信息准确。

（八）应急预案内容与相关应急预案相互衔接。

第二节 应急救援设施和设备

应急救援设施，是指在工作场所设置的报警装置，现场急救用品，洗眼器、喷淋装置等冲洗设备，强制通风设备，以及救援中使用的通信、运输设备等。

用人单位应根据要求建立应急救援体系，职业病危害事故应急也是其中不可或缺的内容。职业病危害事故应急主要针对急性中毒、窒息、刺激性气体的刺激性伤害、酸碱灼伤、中暑、急性放射性损伤等。

一、应急救援设施设备分类

应急救援设施是开展应急救援工作必不可少的条件，用人单位应急救援设施配备可参考《危险化学品单位应急救援物资配备标准》（GB 30077），一般分为以下几类：

（一）监测报警装置。

（二）强制通风设施。

（三）呼吸防护设施。

（四）现场紧急处置设施。

（五）急救或损伤紧急处置用品。

（六）其他设备设施用品，包括喷淋洗眼设施、个体防护用品、应急救援通信设备、应急救援运输设备、应急撤离通道、泄险区、围堰和风向标等。

二、各类应急救援设施设备设置要求

（一）有毒气体检测报警装置

1. 有毒气体检测报警装置基本要求

有毒气体检测报警装置的设置可参考《工作场所有毒气体检测报警装置设置规范》（GBZ/T 223）、《石油化工可燃气体和有毒气体检测报警设计规范》（GB 50493），基本要求如下：

（1）有毒气体检测报警仪每半年需要检查校验一次。可燃、有毒气体检测报警仪的检定每年一次。

（2）目前各种报警仪的报警值设置单位均为ppm，而我国相关规定和标准中的报警值设置单位为mg/m^3，因此报警仪的报警值设置需要进行换算，这也造成了个别单位报警值设置的不正确。几种常见有毒气体ppm与mg/m^3之间的转换见表9—1。

表9—1 主要有毒气体ppm与mg/m^3之间的转换表

名称	M	换算结果
硫化氢	34	$1\ mg/m^3=0.71\ ppm$
氨气	17	$1\ mg/m^3=1.41\ ppm$
一氧化碳	28	$1\ mg/m^3=0.86\ ppm$
苯	78	$1\ mg/m^3=0.31\ ppm$
氯气	71	$1\ mg/m^3=0.34\ ppm$

注：1. ppm与mg/m^3之间的转换公式为$C=24X/M$，式中，C为有毒气体以ppm表示的浓度值；X为有毒气体以mg/m^3表示的浓度值；M为有毒气体的分子量。

2. 按照温度20℃状态下进行换算，转换常数为24。

（3）巡检时宜使用便携式检测报警仪。但在已知空气中有毒气体浓度超过报警设定值的特殊场所，尽可能不使用便携式有毒气体检测报警仪，因有毒气体浓度超过量程时易造成仪器的损坏。

（4）岗位人员巡检时，要检查现场探测器外观是否整洁，现场显示部位是否清洁并显示正常。

（5）固定式有毒气体报警仪报警时，使用单位要立即组织人员到现场检查，检查人员要佩戴空气呼吸器、便携式报警仪等应急处置工具，根据现场情况采取相应措施。对于报警、误报、故障等，要进行记录，并提交维护单位进行分析或检修。

2. 有毒气体检测报警装置设置原则

（1）在生产中可能突然逸出的大量有害物质、易造成急性中毒或易燃易爆的化学物质的室内作业场所，应设置与事故排风系统相联锁的泄漏报警装置。

（2）应结合生产工艺和毒物特性，在有可能发生急性职业中毒的工作场所，根据自动报警装置技术发展水平设计自动报警或检测装置。

（3）根据《工作场所有毒气体检测报警装置设置规范》（GBZ/T 223）的要求，检测报警点应设在存在、生产或使用有毒气体的工作地点，包括可能释放高毒、剧毒气体的工作场所，可能大量释放或容易聚集其他有毒气体的工作地点也可设置检测报警点。

（4）应设置有毒气体检测报警仪的工作地点，宜采用固定式报警仪。不具备设置固定式报警仪条件时，应配置便携式检测报警仪。

（5）毒物报警值应根据有毒气体毒性和现场实际情况设置，至少设报警值和高报值。预报值设置为 MAC 或 PC-STEL 的 1/2，对于无 PC-STEL 的化学物质，预报值可设在相应超限倍数值的 1/2；警报值设置为 MAC 或 PC-STEL 值，对于无 PC-STEL 化学物质，警报值可设在相应的超限倍数值；高报值的设置应综合考虑有毒气体毒性、作业人员情况、事故后果、工艺设备等各种因素。

3. 有毒气体检测报警装置设置的位置

（1）“室内”检测报警点设在与毒气释放点距离 1m 以内；若有毒气体密度大于空气密度时（如苯蒸气），检测报警点的位置应低于释放点；反之，应高于释放点。

（2）“室外”检测报警点设在与毒气释放点距离 2m 以内；检测报警点一般设在常年主导风向的下风向位置。若有毒气体的密度大于空气密度，则检测报警点的位置应低于释放点；反之，应高于释放点。

（3）“室内”或“室外”的同一场所有多个距离较近的释放点时，一个检测报警点可同时覆盖两个以上的同种气体的释放点，但要符合以上 1 和 2 的要求。

（4）工作场所虽无有毒气体释放点，但临近有毒气体释放点一旦释放有毒气体可能扩散并导致劳动者急性职业损伤的，应设检测报警点，检测报警点设在有毒气体可能的入口处或人员经常活动处。

（5）工作场所中的运输泵、压缩机、阀门、法兰、加料口、采样口、储运设备的排水口、有毒液体装卸口或可能溢出口、有毒气体填充口以及有毒物质设备易损害部位等处，均应设置检测报警点。另外，与有毒气体释放源场所相关联的有人员活动的沟道、排污口和易聚集有毒气体的死角、坑道等，也应设置检测报警点。

（6）有效覆盖水平与距离

①可燃气体检测仪的有效覆盖水平平面半径，室内宜为 7.5 m，室外宜为 15 m。在有效覆盖面积内，可设一台检测仪。

②有毒气体检测仪与释放源的距离，室外不宜大于 2 m，室内不宜大于 1 m。

（7）安装高度

①检测密度大于空气的可燃气体或有毒气体的检（探）测仪，其安装高度应距地

坪（或楼地板）0.3～0.6 m。

②检测密度小于空气的可燃气体或有毒气体的检（探）测仪，其安装高度应高出释放源 0.5～2 m。

（二）事故通风装置

1. 事故通风装置类型

事故通风，是指有毒有害气体突然大量泄漏时能够快速排出泄漏气体或送入清洁空气形成正压保护区的应急性强制通风措施。事故通风常采用排风措施，又称事故排风；也可根据具体情况采用送风措施，又称事故送风；还可以同时采用排风与送风措施。

2. 事故通风装置设置要求

（1）在生产中可能突然逸出大量有害物质、易造成急性中毒或易燃易爆的化学物质的室内作业场所，应设置事故通风装置及与其相联锁的泄漏报警装置。

（2）事故通风宜由经常使用的通风系统和事故通风系统共同保证，但在发生事故时，必须保证能提供足够的通风量。事故通风的风量宜根据工艺设计要求通过计算确定，但换气次数不宜小于 12 次/小时。

（3）事故通风装置的控制开关应分别设置在室内、室外便于操作的地点。

（4）事故排风的吸风口应设在有害气体和爆炸危险性物质放散量可能最大或聚集最多的地点。对事故排风的死角处应采取导流措施。

（5）事故排风的排风口不应布置在人员经常停留或经常通行的地点；排风口与机械送风系统的进风口的水平距离不应小于 20 m；当水平距离不足 20 m 时，排风口必须高出进风口，并不得小于 6 m；当排气中含有可燃气体时，事故通风系统排风口距可能火花溅落地点应大于 20 m；排风口不得朝向室外空气动力阴影区和正压区。

（6）轴流风机的使用环境应保持整洁，风机表面保持清洁，进风口、出风口不应有杂物，定期清除风机及管道内的灰尘等杂物。不允许在风机运行中进行维修，不准擦拭转动部位。

（三）其他紧急处置设施设备的设置

1. 喷淋洗眼器

（1）喷淋洗眼器使用原则

喷淋洗眼器是在有毒有害危险作业环境下使用的应急救援设施。但是这些设备只能对眼睛和身体进行初步的处理，不能代替医学治疗，情况严重时，必须尽快进行进一步的医学治疗。当发生意外伤害事故时，应通过喷淋洗眼器的快速喷淋、冲洗，把伤害程度减到最低。

（2）喷淋洗眼器的设置要求

①《石油化工企业职业安全卫生设计规范》（SH 3047）要求，生产过程中接触强酸、强碱和易经皮肤吸收的毒物（如四乙基铅、丙烯腈、氢氰酸、乙腈、二甲基甲酰胺、苯酚等）的场所，应设现场人身冲洗设施和喷淋洗眼器。

②在寒冷地区，应对喷淋洗眼器的给水及排水管道采取防冻措施。当采用电热防冻时，应有可靠的接地设计及保温措施。

③进水管线粗细要能满足冲洗所要求的压力和流量。

④喷淋洗眼器应设置在使用者以正常步伐10秒钟内能够顺利到达的位置，且距离危险源不超过15 m，并在同一操作面上，中间不应有障碍物。喷淋洗眼器周围应保证有良好的光线。

⑤喷淋洗眼器在选型时要根据使用场所的空间、环境等实际情况。选用不同类型的喷淋洗眼器，而对于无固定水源、危险性操作频率极低或者需要经常变动工作环境的地方，可选用便携式洗眼器作为固定式洗眼器的补充。

⑥洗眼器要定时检查、试用、清洗滤网，发现故障及时维修。

2. 急救或损伤紧急处置用品

（1）急救用品种类

急救用品，是指劳动者发生急性职业损伤后用于急救的药品，紧急处置劳动者伤口、损伤的皮肤黏膜等的用品，急救药品等，包括针对某一类型特定化学物中毒的急救药品，如剪刀、镊子、胶带、纱布、棉签、创可贴、生理盐水、医用酒精等紧急处置用品，用于中和酸碱的常用弱酸碱性药液等。

（2）急救用品设置要求

①急救箱应当设置在便于劳动者取用的地点，里面要有使用说明书。

②应有清晰的标识，由专人负责定期检查和更新。

③配备内容可根据工业企业规模、职业病危害性质、接触人数等实际需要，参照《工业企业设计卫生标准》（GBZ 1）确定，具体见表9—2和表9—3。

表 9—2 急救箱配置参考清单（药品）

药品名称	储存数量（瓶）	用途	保质（使用）期限
医用酒精	1	消毒伤口	
新洁而灭酊	1	消毒伤口	
过氧化氢溶液	1	清洗伤口	
0.9%的生理盐水	1	清洗伤口	
2%碳酸氢钠	1	处置酸灼伤	
2%醋酸或3%硼酸	1	处置碱灼伤	

表 9—3 急救箱配置参考清单（物品）

解毒药品	按实际需要	职业中毒处置	有效期内
脱脂棉花、棉签	2包、5包	清洗伤口	
脱脂棉签	5包	清洗伤口	
中号胶布	2卷	粘贴绷带	
绷带	2卷	包扎伤口	
剪刀	1个	急救	
镊子	1个	急救	
医用手套、口罩	按实际需要	防止施救者被感染	
烫伤软膏	2支	消肿/烫伤	
保鲜纸	2包	包裹烧伤、烫伤部位	
创可贴	8个	止血护创	
伤湿止痛膏	2个	瘀伤、扭伤	
冰袋	1个	瘀伤、肌肉拉伤或关节扭伤	
止血带	2个	止血	
三角巾	2包	受伤的上肢、固定敷料或骨折处等	
高分子急救夹板	1个	骨折处理	
眼药膏	2支	处理眼睛	有效期内
洗眼液	2支	处理眼睛	有效期内
防暑降温药品	5盒	夏季防暑降温	有效期内
体温计	2支	测体温	
急救、呼吸气囊	1个	人工呼吸	
雾化吸入器	1个	应急处置	
急救毯	1个	急救	
手电筒	2个	急救	
急救使用说明	1个		

3. 个体防护装备

（1）应急救援用个体防护装备，是发生急性中毒等急性职业损伤时，从事现场救援的人员必须佩戴的装备，主要是正压式空气呼吸器、逃生面罩、防化服、耐酸碱服等。以上个体防护用品要求在专用存放柜内铅封存放，设置明显标识，并定期维护与检查，确保应急使用需要。

（2）应急状态下，呼吸防护用品和化学防护服的选择至关重要，具体参考《呼吸防护用品的选择、使用与维护》（GB/T 18664）和《化学防护服的选择、使用与维护》（GB/T 24536）。

（3）个体防护装备存放点应设置在工作地点附近。

4. 围堰和泄险区

围堰不仅包括石化规范标准中用于储罐防火的防火堤，还包括在酸、碱和其他有毒液体有可能发生泄漏的储罐、设备、装置等场所设置的围堰。

（1）在开停工、检修过程中可能有可燃液体泄漏、漫流的设备区周围，应设置不低于150毫米的围堰和导液设施。酸、碱及高危液体物质贮罐区周围应设置泄险沟（堰）。

（2）储罐区内的地面应采取防渗漏措施，腐蚀性液体罐区还应采取防腐蚀措施。

（3）日常检查时要关注围堰是否有外观损坏，是否有溢流出来的物料，围堰内是否蓄积雨水，防渗漏措施是否完好，腐蚀性液体的围堰内防腐层是否完好，下水道是否堵塞等，还要注意影响泄漏物流动的碎片、设备等阻碍物。

（4）如果配置有排放围堰中雨水的阀门和管道，要确保其在不使用时处于关闭状态，或将其封堵住。穿越防火堤（围堰、防护墙）的管线环隙也要封堵严密。

（5）如果在围堰上从事维修或施工，破坏了围堰的完整性，要确保在工作结束前将其修复。

5. 风向标

风向标是指示风向的装置，用于石油、化工、有毒气体等环境，为人员疏散、日常操作指示安全方向。目前，石油化工企业常用的指示风向的装置主要有风向袋和风向标两种。

可能存在或产生有毒物质的工作场所，应根据有毒物质的理化特性和危害特点设置风向标。风向标应安装在便于观察的地方，要醒目，安装的位置要与墙壁等障碍物有一定距离。要选用强度高、寿命长、耐腐蚀、抗老化的材料制作风向标，以满足室外常年使用的要求。

风向标应可在夜晚微光或强日光下醒目指示风向，要求启动风速低、灵敏度高，在微风情况下就可以指示风的方向。

需要注意的是，由于化工设备的管线分布复杂，气流通过其间会发生复杂变化，因此在不同区域，仅凭高处的风向标判断风向有可能会不准确。

6. 通信和转运设备、设施

（1）发生急性职业损伤事故时，通信设备、设施可用于指挥人员、救援人员等之间的紧急联络。通信设备、设施应设置在工作地点附近。

（2）转运设备、设施用于人员运输，包括担架、气防车、急救车、缓降器等。个别单位只在气防车上配备了担架，建议在岗位上也配备担架，便于操作人员第一时间将受伤人员抬离危险区域。

（四）紧急处置设施、设备的特殊要求

1. 救援站、防护站的设置要求

（1）《工业企业设计卫生标准》（GBZ 1）规定，生产、使用剧毒、高毒物质的高风险企业应该设置紧急救援站或有毒气体防护站。

（2）化工企业或石油天然气企业应该按照《化工企业气体防护站工作和装备标准》（HG/T 23004）的要求设置气体防护站。

2. 救援站、防护站的设置地点

（1）可以设在厂区内的医务室或卫生所内。如果设在厂区外，应考虑其与工业企业的距离及最佳响应时间。

（2）工业园区内设置的救援站、防护站应统筹考虑园区内各企业的特点，满足各企业应急救援的需要。

三、保持应急救援设施完好

用人单位应急救援设施设备设置后，应建立维护保养制度，由专人负责应急救援设施设备的日常检查、维护和保养，并做好检查记录，确保应急救援设施设备完好。对于需要校验的设施、设备，应按照规定进行校验并做好记录。对于低值易耗、行将过期的应急救援设施、设备，可以作为劳动者学习演练的道具。应急救援设施设备用后应及时补充，确保设施设备的完整、有效。

（一）应急救援设施设备维护管理制度

用人单位应当制定有效的应急救援设施设备管理制度，包括负责部门、具体负责人员的职责和管理重点，制定日常检查记录表，确保应急救援设施设备有效运行。

（二）建立、健全应急设备管理档案

应急设备管理档案主要内容包括：

1. 应急救援设施设备管理制度文件。

2. 应急救援设施设备台账。

3. 应急救援设施设备中文说明书。

4. 应急救援设施设备日常运转检查记录。

5. 应急救援设施设备定期校核、检查记录。

6. 应急救援设施设备维护、维修记录。

四、法律责任

《职业病防治法》第七十条第（三）款规定："违反本法规定，有下列行为之一的，由安全生产监督管理部门给予警告，责令限期改正；逾期不改正的，处十万元以下的罚款：

（三）未按照规定公布有关职业病防治的规章制度、操作规程、职业病危害事故应急救援措施的；"

《职业病防治法》第七十二条第（三）款、第（七）款规定："用人单位违反本法规定，有下列行为之一的，由安全生产监督管理部门给予警告，责令限期改正，逾期不改正的，处五万元以上二十万元以下的罚款；情节严重的，责令停止产生职业病危害的作业，或者提请有关人民政府按照国务院规定的权限责令关闭：

"（三）对职业病防护设备、应急救援设施和个人使用的职业病防护用品未按照规定进行维护、检修、检测，或者不能保持正常运行、使用状态的；

"（七）发生或者可能发生急性职业病危害事故时，未立即采取应急救援和控制措施或者未按照规定及时报告的。"

第十章　职业卫生培训

2002 年 5 月 1 日《职业病防治法》正式施行以来，国家每年都要举办《职业病防治法》宣传周活动，积极推进职业卫生培训工作，取得了一定效果。但还是有很多用人单位的职业卫生培训工作仍然存在着重视不够、责任不落实、投入不足、培训针对性和实效性不强、培训率偏低，劳动者特别是农民工不了解职业病危害对自身健康的损害、自我防护意识和防护能力差等问题，导致大量劳动者健康受到严重伤害。为此，《职业病防治法》和《国务院办公厅关于加强安全生产监管执法的通知》（国办发〔2015〕20 号）等有关文件，均要求加强用人单位职业卫生培训工作。

第一节　用人单位职业卫生培训基本要求

一、 主要负责人和职业卫生管理人员培训

用人单位的主要负责人和职业卫生管理人员应当接受职业卫生培训，遵守职业病防治法律、法规，依法组织本单位的职业病防治工作。

二、劳动者培训

劳动者依法享有职业卫生培训的权利。用人单位的法定义务包括做好劳动者职业卫生培训工作，应当为劳动者创造符合国家职业卫生标准和卫生要求的工作环境和条

件，并采取措施保障劳动者获得职业卫生保护。用人单位应当对劳动者进行上岗前职业卫生培训和在岗期间定期职业卫生培训，普及职业卫生知识，督促劳动者遵守职业病防治法律、法规、规章和操作规程，指导劳动者正确使用职业病防护设备和个人使用的职业病防护用品。

劳动者应当学习和掌握相关的职业卫生知识，增强职业病防范意识，遵守职业病防治法律、法规、规章和操作规程，正确使用、维护职业病防护设备和个人使用的职业病防护用品，发现职业病危害事故隐患应当及时报告。劳动者不履行以上义务的，用人单位应当对其进行教育。

三、制订培训计划

根据用人单位实际情况制订培训计划，确定培训周期。应做好培训记录及存档工作，存档内容包括培训通知、教材、试卷、考核成绩等，档案资料应有专人负责保管。

四、确保培训费用落实

根据《职业病防治法》的有关规定，用于预防和治理职业病危害、工作场所卫生检测、健康监护和职业卫生培训等的费用，按照国家有关规定，应在生产成本中据实列支。

五、法律责任

《职业病防治法》第七十条规定，用人单位未按照规定组织劳动者进行职业卫生培训，或者未对劳动者个人职业病防护采取指导、督促措施的，由安全生产监督管理部门给予警告，责令限期改正；逾期不改正的，处十万元以下的罚款。

第二节　用人单位职业卫生培训形式与基本内容

培训是一种有组织的知识传递、技能传递、标准传递、信息传递、信念传递、管理训诫行为。培训方法有讲授法、演示法、研讨法、视听法、角色扮演法、案例研究法、模拟与游戏法等。培训方法具有各自的优缺点，为了提高培训质量，往往需要综合运用各种方法。

职业卫生培训一是使劳动者掌握职业卫生知识，提高自我健康保护意识；二是教育劳动者自觉遵守职业病防治法律、法规、标准、规范、操作规程等；三是教育劳动者正确使用职业病防护设备和个人使用的职业病防护用品，从而达到控制和消除职业病危害的目的。

一、用人单位开展职业卫生培训的形式

（一）内部培训形式

1. 专题讲授

专题讲授属于讲授法范畴，这种培训形式的特点是知识体系较系统、集中学习、信息量大，是目前用人单位采用最多的一种培训形式。但这种培训形式类似于填鸭式教学，学员很难在短时间内全盘掌握学习内容，需要通过培训需求分析、培训管理、培训评估、培训效果落实等系统工作提升培训效果。

2. 角色情景演练

角色情景演练也就是常说的角色扮演法，这种培训形式的特点是学员身临其境，可亲身体验扮演角色的特点，加深学习印象，提高培训主动性，可与实际工作进行很好的结合，但耗时较长，如果设计不合理，过程管理不当，培训效果也将大打折扣。这种培训形式可独立进行，也可与其他培训形式相结合，是目前在桌面推演中普遍采用的一种形式。

3. 案例培训

案例培训也称之为案例研究法，这种培训形式通过案例讲解、分析，学习到知识、方法等，可增强分析问题、解决问题的能力，以及系统思考的能力。但由于案例大多来源于用人单位外部，有些案例不切合实际。选择用人单位的实际案例进行培训可以收到更好的效果，这对于解决用人单位实际问题也更具指导意义。

4. 训练式培训

训练式培训是一种集培训法、演示法、视听法等为一体的复合式培训方法。这种培训形式更适合技能的培训，如仪器设备操作、维修、保养，个人使用的职业病防护

用品的使用等。学员亲身实践，印象深刻，在训练中掌握所学内容并有所提升。

5. 主题学习性工作会议

通常采用视听法和研讨法结合的方式进行，就用人单位某一阶段所关注的问题召开专题学习会议，参会人员通过相互学习交流，得出学习成果或心得，统一认识，共同提升。这种培训形式一般用于统一学习某种规范、技巧等。

6. 工作现场即时性培训

工作现场即时性培训也是属于案例研究法，工作学习化、学习工作化，工作现场即培训现场，工作出现问题时，在工作现场即时进行培训交流，集思广益，解决问题，是用人单位内部最有效的培训、学习方式，尤其对于解决问题、避免问题重复发生极为有效。这种培训方式包括诊断式培训、咨询式培训、主题式培训。

（二）外部培训形式

1. 公开课

这种培训形式可开阔眼界，参训灵活度高，可增加与外界交流机会，适合不能在用人单位内进行集中培训内容的学习。

2. 拓展训练

这种培训形式是体验式培训，有利于增强学员的团队精神，锻炼学员的个人意志，激发学员挑战自我的勇气，学员参与度高。

3. 沙盘模拟

这种培训形式是体验式培训，将实际的工作微观模拟在沙盘上，通过模拟，学习知识的同时，可系统锻炼工作中的思维方式和行为方式，对于解决实际工作中的相关问题有很好的效果，参与性强。

4. 脱产教育

这种培训形式通过阶段性的集中学习，可以更系统地掌握学习内容，有利于缓解非短期的学习带来的压力。

（三）其他培训形式

1. 网络在线培训

这是信息化带来的新型培训形式，可利用用人单位网络随时随地学习，灵活度大，时效性强，经济实惠。这种学习不受时间和内容的限制，可以利用零散时间补充知识。

2. 现场考察培训

这种培训形式主要是参观优秀用人单位，借鉴优秀用人单位好的做法，在某种程度上可使用人单位少走弯路，在感悟中学习，印象深刻。这种培训形式要避免走过场现象。

3. 培训游戏

这种培训形式一般应用于其他培训形式中，通过游戏进行情景、感悟培训，寓教于乐，令人印象深刻。这种培训形式最适合用于应急救援预案的演练，让大家感觉身临其境，便于掌握细节。

培训对于推动用人单位自我发展的作用已被越来越多的用人单位认可。培训方式的选择看似简单，但如果能根据用人单位实际情况将以上培训方式有机结合，就可合理利用培训资源，用最少的投入得到最高的回报，同时，也对用人单位迈向学习型组织有着不可忽视的作用。

二、用人单位职业卫生培训的基本内容

根据国家安全监管总局《关于加强用人单位职业卫生培训工作的通知》（安监总厅安健〔2015〕121号）有关规定，用人单位要根据行业和岗位特点，制订培训计划，确定培训内容和培训学时，确保培训取得实效。没有能力组织职业卫生培训的用人单位，可以委托培训机构开展职业卫生培训。

用人单位可以充分利用手机短信、微博、微信等方式宣传职业病防治知识；鼓励劳动者集中参加网络在线职业卫生培训学习，有关内容和学时可按规定纳入考核体系；鼓励用人单位按照“看得懂、记得住、用得上”的原则，根据不同类别、不同层次、不同岗位人员的需求，组织编写学习读本、知识手册等简易教材；可以借鉴安全生产培训的有效做法，在职业病危害严重的用人单位推行交班前职业卫生培训，有针对性地讲解岗位存在的职业病危害因素、岗位操作规程、防护知识等，使交班前职业卫生培训成为职业病危害预防的第一道防线。

（一）用人单位主要负责人主要培训内容

国家职业病防治法律、行政法规和规章，职业病危害防治基础知识，结合行业特点的职业卫生管理要求和措施等。初次培训不得少于16学时，继续教育不得少于8学时。

（二）职业卫生管理人员主要培训内容

国家职业病防治法律、行政法规、规章以及标准，职业病危害防治知识，主要职业病危害因素及防控措施，职业病防护设施的维护与管理，职业卫生管理要求和措施等。初次培训不得少于16学时，继续教育不得少于8学时。职业病危害监测人员的培训可以参照职业卫生管理人员的要求执行。

（三）接触职业病危害的劳动者主要培训内容

国家职业病防治法规基本知识、本单位职业卫生管理制度和岗位操作规程、所从事岗位的主要职业病危害因素和防范措施、个人劳动防护用品的使用和维护、劳动者的职业卫生保护权利与义务等。初次培训时间不得少于8学时，继续教育不得少于4课时。

需要注意的是，要对职业病危害严重岗位的劳动者进行专门的职业卫生培训，经培训合格后方可上岗作业。因工艺、技术、设备、材料变更或岗位调整而导致劳动者接触的职业病危害因素发生变化的，用人单位应当重新对劳动者进行上岗前的职业卫生培训。

三、法律责任

《职业病防治法》第七十条规定，用人单位未按照规定组织劳动者进行职业卫生培训，或者未对劳动者个人职业病防护采取指导、督促措施的，由安全生产监督管理部门给予警告，责令限期改正；逾期不改正的，处十万元以下的罚款。

第十一章　职业病诊断与病人保障

第一节　职业病诊断

诊断是临床医学的技术行为之一，是临床各项工作的第一步，是医生通过诊察对人体健康状态和疾病所作出的概括性判断。诊断分为技能诊断、病理诊断和病因诊断。病因诊断是在作出病理诊断的同时明确疾病的病因，是理想的诊断，对疾病的防治具有重要指导意义，可为临床治疗提供明确的方向。

职业病诊断是按照《职业病防治法》的规定，遵循《职业病分类和目录》规定的职业病名单，依照《职业病诊断标准》对劳动者所患疾病与职业病危害因素有无因果关系作出结论性判断的过程。因此，职业病诊断必须以劳动者职业史、工作场所现场调查和医学检查结果为依据进行综合辨证分析和逻辑推理，排除类似表现的其他疾患，方可做出诊断。所以，职业病诊断具有归因的特性。

在进行职业病诊断时，不得以不确切的词汇作诊断用语，如“考虑为某职业病”“某疾病由某种职业性危害因素引起的可能性大”“某疾病与某职业性因素有关”等，因为这些均不具有职业病诊断的效力。

一、职业病诊断基本要求

（一）职业病诊断要件

由于职业病危害因素种类很多，导致职业病范围很广，不可能把所有职业病都纳入到法定职业病范围。根据我国的经济发展水平，并参考国际上通行的做法，国家卫生计生委、人力资源社会保障部、国家安全监管总局、全国总工会 4 部门于 2013 年联合印发了《职业病分类和目录》，将职业病分为职业性尘肺病及其他呼吸系统疾病、职业性皮肤病、职业性眼病、职业性耳鼻喉口腔疾病、职业性化学中毒、物理因素所致职业病、职业性放射性疾病、职业性传染病、职业性肿瘤、其他职业病 10 类 132 种。根据《职业病防治法》规定的原则，职业病诊断应具备以下四个条件，四个条件必须全部符合，缺一不可：

1. 患病主体是企业、事业单位或个体经济组织的劳动者。

2. 必须是在从事职业活动的过程中产生的疾病。

3. 必须是因接触粉尘、放射性物质和其他有毒有害物质等职业病危害因素引起的疾病。

4. 必须是国家公布的《职业病分类和目录》所列的职业病。

（二）职业病诊断原则

根据《职业病防治法》的规定，职业病诊断应当综合分析下列因素：

1. 病人的职业史，即职业病病人从事过的职业及期限。

2. 职业病危害因素接触史和现场职业病危害因素调查与评价。

3. 临床表现、辅助检查结果等。

在实际工作中，职业病危害因素以外的其他原因也有可能引起与某种职业病症状相同的症状。为了切实维护患病劳动者的合法权益，《职业病防治法》规定，没有证据否定职业病危害因素与病人临床表现之间的必然联系的，应当诊断为职业病。

（三）如何确定需要进行职业病诊断

许多职业病都是以慢性渐进性表现为主，在疾病的初期，并没有明显的特异性特征，个别人的疾病状态很难与非职业病分开。因此，用人单位的职业健康管理人员在日常管理工作中，不仅要读懂职业健康检查结果报告，还要注意劳动者疾病表现，特别是这种表现可能与某种职业病相似或者可能与某种职业病危害因素有联系的，要引起高度重视。同时，用人单位要主动安排符合下列条件之一的劳动者进行职业病诊断：

1. 劳动者疾病特征相似

在同一工作环境中，同时或短期内发生两例或以上健康损害表现相同或相似病例，病因不明确，又不能以常见病、传染病、地方病等群体性疾病解释的。

2. 严重不适感且排除其他疾病

劳动者在工作过程中感到不适，又排除其他疾病的。这种不适往往不是一过性的，而是有一个慢性渐进的过程，对症药物治疗可以缓解，但很快又出现相同症状。

3. 职业健康检查个体结论为疑似职业病

职业健康检查机构、职业病诊断机构依据职业病诊断标准，认为需要作进一步检查、医学观察或诊断性治疗，以明确诊断的疑似职业病劳动者。

4. 劳动者自我怀疑患职业病

劳动者怀疑所患疾病与接触的职业危害因素有关，且符合我国《职业病分类和目录者》，也可以向承担职业病诊断的机构提出职业病诊断申请。

二、职业病诊断过程

职业病诊断是一项技术性、政策性都非常强的工作，直接关系到用人单位和劳动者的切身利益，所以，《职业病防治法》对职业病诊断程序、原则、方法等方面均有明确规定，更有利于保护劳动者健康权益。

（一）职业病诊断机构资质

根据《职业病防治法》的规定，医疗卫生机构承担职业病诊断，应当经省、自治区、直辖市人民政府卫生行政部门批准。省、自治区、直辖市人民政府卫生行政部门应当向社会公布本行政区域内承担职业病诊断的医疗卫生机构的名单。

基于职业病危害因素种类的多样性、职业病的临床表现的复杂性，职业病危害因素对每一个体产生的损害和程度不尽相同，因此，劳动者选择职业病诊断机构时，首先要查明该机构是否具备职业病诊断资质以及诊断职业病的范围。

（二）职业病诊断程序

职业病诊断一般要经历申请、受理、调查取证、诊断四个阶段：

1. 申请

按照《职业病诊断文书书写规范》（GBZ/T 267）的规定，经劳动者申请，用人单位应安排劳动者在依法承担职业病诊断的医疗卫生机构进行职业病诊断，劳动者应当如实填写《职业病诊断就诊登记表》（登记表格式见表 11—1）。《职业病诊断就诊登记表》内容及填写要求如下：

表 11—1　　　　职业病诊断就诊登记表

编号：

<table>
<tr><td>姓名</td><td></td><td>性别</td><td></td><td>年龄</td><td></td><td>联系电话</td><td></td></tr>
<tr><td>身份证号码</td><td colspan="2"></td><td colspan="2">联系地址</td><td colspan="3"></td></tr>
<tr><td>用人单位</td><td colspan="2"></td><td colspan="2">用人单位联系人</td><td></td><td>联系电话</td><td></td></tr>
<tr><td>单位地址</td><td colspan="5"></td><td>邮政编码</td><td></td></tr>
<tr><td>劳动者
既往病史</td><td colspan="7"></td></tr>
<tr><td>提起诊断的
职业病种类</td><td colspan="7">□职业性尘肺病及其他呼吸系统疾病　□职业性眼病
□职业性化学中毒　□职业性耳鼻喉　口腔疾病
□物理因素所致职业病　□职业性肿瘤
□职业性传染病　□其他职业病
□职业性皮肤病</td></tr>
<tr><td>劳动者职业病危害因素接触史（不够填写可附页）</td><td colspan="3">起止时间</td><td>工作单位</td><td>工种</td><td>岗位</td><td>接触的危害因素名称</td></tr>
<tr><td></td><td colspan="3">________年___月至________年___月</td><td></td><td></td><td></td><td></td></tr>
<tr><td></td><td colspan="3"></td><td></td><td></td><td></td><td></td></tr>
<tr><td></td><td colspan="3"></td><td></td><td></td><td></td><td></td></tr>
<tr><td colspan="8">劳动者提供的资料
□劳动关系证明材料
□劳动者的身份证复印件
□职业病诊断资料
本人声明提供的所有材料是真实的。

当事人：（签章）
日期：　　年　月　日</td></tr>
<tr><td>代理人姓名</td><td></td><td colspan="2">代理劳动者（　）
代理用人单位（　）</td><td>代理人身份证号码</td><td></td><td>联系方式</td><td></td></tr>
<tr><td colspan="5">代理人签名：</td><td colspan="3">日期：　　年　　月　　日</td></tr>
</table>

注：1. 劳动者应当提交身份证复印件和劳动关系相关证明材料等，并在复印件上签名确认。

2. 委托代理的，还应当提交劳动者的委托书和代理人身份证复印件，并在复印件上签名确认。

3. 资料提交人应当在所提交的资料首页上签名确认，并注明页数。

4. 当事人在职业病诊断中所提交的所有材料一概不予退还，请自留备份。

5. 提起诊断的职业病种类根据最新颁布《职业病分类和目录》随时调整。

(1) 用人单位：劳动者提起的职业病诊断与在该单位（一家或一家以上）接触的职业病危害因素有关，一般指出具劳动者职业病危害因素接触史的用人单位。

(2) 劳动者既往病史：提起诊断的劳动者曾患的、包括职业病在内的所有疾病史。

(3) 提起诊断的职业病种类：应与国家现行的《职业病分类和目录》一致。

(4) 劳动者职业病危害因素接触史：包括劳动者接触职业病危害因素的起止时间、工作单位、工种、岗位、所接触的职业病危害因素的名称等。

(5) 劳动者提供的资料：就诊的劳动者根据职业病诊断有关法规和标准提供的相关资料（包括用人单位出具的相关资料），如劳动关系证明、身份证复印件、劳动者就诊资料等，或劳动者个人提交的自述或其他有关资料。

(6) 职业病诊断机构对“职业病诊断就诊登记表”填写要求告知：劳动者在填写“职业病诊断就诊登记表”时，诊断机构要针对登记表填写人身份及所填写内容等需要提供支撑资料或依据等事项进行明确告知。包括：

①明确告知填表人需要提供当事人身份证复印件并签名确认、劳动关系相关证明材料等。

②针对委托代理的情形，明确告知当事人要提交委托书和代理人身份证复印件并签名确认。

③当事人在职业病诊断中所提交的所有材料一概不予退还，请自留备份。

④提起诊断的职业病种类根据最新颁布的《职业病分类和目录》随时调整。

(7) 必要时需要提交的资料

这里所说的申请诊断四需要提交的资料，是对上述要求补充说明，一些职业病诊断机构事先编制好这种说明书提供给需要申请职业病诊断的申请者，以便利用较短的时间准备好所需资料，具体内容可参加以下范例。

范例

申请职业病诊断是需要提交的资料

1. 职业病诊断申请书。

2. 劳动者身份证明：必须提交现行有效的身份证或户口簿。

3. 健康损害证明。如果无健康损害证明，应当到有职业健康检查资质的职业卫生技术服务机构或职业病诊断机构申请职业健康检查。劳动者申请职业病诊断时如果缺少健康损害证明，可在职业病诊断机构先行申请职业健康检查，以作为职业病诊断的依据。

4. 劳动关系证明，包括用人单位的介绍信、劳动争议仲裁机构的劳动关系仲裁书或法院判决书、有效工作证、劳动合同、劳动者提供的证言和证词等。对于劳动者提供的证言和证词等，职业病诊断机构发函至用人单位确认后方可采信。如用人单位予以否认，必须经当地劳动关系仲裁机构确认后方可采信。劳动关系证明是职业病诊断申请中最为关键的一个环节，经常存在用人单位否认劳动关系的情况，劳动者申请职业病诊断时必须提交上述资料。特别是劳动者提交的证言或证词必须经诊断机构发函给用人单位确认后方可采信。

5. 劳动者的职业史、职业病危害因素接触史和既往病史。职业史指的是劳动者参加工作以来的工作经历材料，如曾经到哪些单位工作过，从事什么职业；职业病危害因素接触史，包括在岗时间、工种、岗位、接触的职业病危害因素名称等；既往病史，指的是劳动者的既往健康情况，如是否患过职业病或其他疾病等。

6. 劳动者健康监护档案，指的是劳动者在从事工作过程中曾经参加职业健康检查的体检资料。这些资料包括上岗前健康检查结果、在岗期间定期健康检查结果的资料，退休、离岗人员和换岗（调离原单位）人员还需提供离岗后医学追踪观察资料。因工作场所突发意外急性职业病危害事故或职业安全事故而导致大范围环境污染的，其接触者还应提供应急健康检查结果等资料。

7. 工作场所职业病危害因素检测、评价资料（申请职业中毒或物理因素所致职业病时必须提供），指的是劳动者在工作中作业场所职业病危害因素的检测结果资料，是证明劳动者在职业活动中是否接触职业病危害因素的有效证据。如申请苯中毒，那么在劳动者的工作场所中就应当存在苯，并有相应的检出结果；申请职业性噪声性聋，就必须有工作场所噪声检测结果。工作场所职业病危害因素检测结果包括工作场所职业病危害因素定期检测资料、职业病防护设备和个人使用的职业病防护用品配置情况。职业病诊断、鉴定机构需要了解工作场所职业病危害因素情况时，可以对工作场所进行现场调查，也可以向安全生产监督管理部门提出。安全生产监督管理部门应当在十日内组织现场调查，用人单位不得拒绝、阻挠。

8. 职业性放射性疾病诊断还需要个人剂量监测档案等资料。

在以上资料中，申请职业病诊断者应当对所提供资料的真实性负责，如弄虚作假，则应承担相应的法律责任。劳动者申请职业病诊断必须提交第 1、2、3、4 项资料，其余资料可由用人单位补充。用人单位应当在接到劳动者进行职业病诊断的通知后的十日内如实提供以上资料。

2. 受理

受理，是指办事机构已经接受了当事人的申请，开始进入到办事程序。职业病诊断受理，是指职业病诊断机构对当事人提供的资料进行审核后，认为资料符合要求并转入下一步程序的过程。如果职业病诊断机构认为当事人提供的材料不符合要求，则会通知当事人予以补正。

需要注意的是，受理并不是职业病诊断结果，是否决定受理，只是职业病诊断机构对是否开展诊断工作而做出的决定。当不予受理时，往往是由于法定的诊断材料缺失，并不意味着诊断机构不予诊断。诊断机构会根据申请者病情予以诊断和治疗，但是否被诊断为职业病，则要看是否具备受理所需要的条件。在实际工作中，一些职业病诊断机构会在审核通过后给当事人发放受理通知书，受理通知书格式见表 11—2。

表 11—2　　职业病诊断申请受理通知书

编号：

申请者（用人单位或劳动者本人）：提出的职业病诊断申请，符合《职业病防治法》和《职业病诊断鉴定管理办法》等规定要求，现决定予以受理，申请材料接收编号为： 根据相关规定，诊断过程中若需要现场调查（资料核实）、医学检查或医学观察的，请予以配合，谢谢合作。 特此告知。 当事人签收（签字）：　　　　　　　　　诊断机构公章 年　月　日　　　　　　　　　　　　年　月　日

3. 调查取证

在职业病诊断过程中，除当事人提供的资料外，必要时，诊断机构要深入现场，针对诊断中的疑点进行取证。用人单位应当按照诊断机构的要求为申请职业病诊断的劳动者提供有关资料。

按照《职业病诊断与鉴定管理办法》的规定，职业病诊断机构在调查取证过程中，可以采取以下措施确保诊断工作正常进行：

（1）在确认劳动者职业史、职业病危害接触史时，用人单位对劳动关系、工种、工作岗位或者在岗时间有争议的，职业病诊断机构告知当事人依法向用人单位所在地的劳动人事争议仲裁委员会申请仲裁。

（2）用人单位未在规定时间内提供职业病诊断所需资料的，职业病诊断机构可以依法提请安全生产监督管理部门督促用人单位提供。

（3）如果劳动者对用人单位提供的工作场所职业病危害因素检测结果等资料有异议，或者因用人单位解散、破产而无法提供上述资料的，职业病诊断机构应当依法提请用人单位所在地安全生产监督管理部门进行调查。职业病诊断机构在安全生产监督管理部门做出调查结论或判定前，应当中止职业病诊断。

（4）职业病诊断机构需要了解工作场所职业病危害因素情况时，可以对工作场所进行现场调查，也可以依法提请安全生产监督管理部门组织现场调查。

（5）如果经安全生产监督管理部门督促，用人单位仍不提供工作场所职业病危害因素检测结果、职业健康监护档案等资料或者提供资料不全的，职业病诊断机构应当结合劳动者的临床表现、辅助检查结果、劳动者的职业史、职业病危害接触史，并参考劳动者自述、安全生产监督管理部门提供的日常监督检查信息等，做出职业病诊断结论。仍不能做出职业病诊断的，应当提出相关医学意见或建议。

4. 诊断

诊断医师应当根据临床检查结果，对照受理或现场取证的所有资料进行综合分析，按照职业病诊断标准提出诊断意见。

按照《职业病防治法》的规定，在进行职业病诊断时，应当综合分析下列因素：

（1）病人的职业史。

（2）职业病危害因素接触史和工作场所职业病危害因素情况。

（3）临床表现、辅助检查结果等。

为保护劳动者健康权益，《职业病防治法》特别规定，诊断机构没有证据否定职业病危害因素与病人临床表现之间的必然联系的，应当诊断为职业病。这需要诊断医师必须遵循职业病诊断中的“三项基本原则”，即疾病认定原则、职业病危害因素判定原则和因果关系判定原则。

职业病诊断机构对劳动者做出职业病诊断，必须出具职业病诊断证明书。职业病诊断证明书应当由参与诊断的取得职业病诊断资格的执业医师签署，并经承担职业病诊断的医疗卫生机构审核盖章。职业病诊断证明书是具有法律效力的文书。劳动者依据职业病诊断证明书可依法享受职业病待遇。职业病诊断证明书格式见表 11—3。

表 11—3　　职业病诊断证明书

编号：

<table>
<tr><td>姓名</td><td></td><td>性别</td><td></td><td>身份证号码</td><td></td></tr>
<tr><td colspan="2">用人单位名称</td><td colspan="4"></td></tr>
<tr><td colspan="2">职业病危害接触史</td><td colspan="4"></td></tr>
<tr><td colspan="6">诊断结论：</td></tr>
<tr><td colspan="6">处理意见：

诊断医师：　　　　诊断机构：
（签名）　　　　（公章）
年　月　日　　　　年　月　日</td></tr>
</table>

注：如对本诊断结论有异议，可以在接到本证明书三十日内向省（区、市）市（区）卫生计生委申请设区的市级职业病鉴定。

三、疑似职业病

疑似职业病是相对于职业病概念而言的，疑似职业病不是诊断结论，而是劳动者出现了疾病或异常体征、化验结果等医学检查现象，看似职业病或怀疑是职业病。但这种现象最终经过职业病诊断机构确认，有可能被诊断为职业病，也有可能排除职业病。因此，当劳动者看到疑似职业病结论时，应当尽快到有职业病诊断资质的医疗机构进行进一步检查和确认，用人单位应当予以配合。

（一）疑似职业病的含义

有下列情况之一者，可视为疑似职业病病人：

1. 劳动者所患疾病或健康损害表现与其所接触的职业病危害因素的关系不能排除的。

2. 在同一工作环境中，同时或短期内发生两例或两例以上健康损害表现相同或相似的病例，病因不明确，又不能以常见病、传染病、地方病等群体性疾病解释的。

3. 同一工作环境中已发现职业病病人，其他劳动者出现相似健康损害表现的。

4. 职业健康检查机构、职业病诊断机构依据职业病诊断标准，认为需要做进一步的检查、医学观察或诊断性治疗以明确诊断的。

5. 劳动者已出现职业病危害因素造成的健康损害表现，但未达到职业病诊断标准规定的诊断条件，而健康损害还可能继续发展的。这种情况仅限于职业病诊断标准中规定的观察对象等，随着职业病诊断标准的不断完善，这种诊断将会逐渐减少。

（二）诊断疑似职业病的意义

任何疾病都有一个发生、发展的过程，对在职业健康检查过程中确认疑似职业病的病人采取必要的干预措施，尽早发现职业病危害因素与早期健康损害的关系，有可能避免或延缓其发展成职业病病人，有助于保护劳动者健康，体现预防为主的工作方针。

绝大多数疑似职业病病人是在职业健康检查过程中发现的，因此，用人单位职业健康管理人员要仔细检查职业健康检查结果报告，特别是对职业健康检查机构给出的异常检查报告，要注意疑似职业病的结论，以免耽误劳动者进行职业病诊断。

（三）疑似职业病的处理

根据《职业病防治法》的规定，医疗卫生机构发现疑似职业病病人时，应当告知劳动者本人并及时通知用人单位。用人单位应当及时安排对疑似职业病病人进行诊断；在疑似职业病病人诊断或者医学观察期间，不得解除或者终止与其订立的劳动合同。

1. 疑似职业病病人的权益

劳动合同是用人单位与劳动者之间为确立劳动关系、明确双方的权利义务而达成的协议。按照劳动合同的规定，用人单位有义务为劳动者提供相应的职业病防护条件，防止劳动者遭受职业健康损害，劳动者健康损害被疑为工作场所职业病危害因素所致时，应当得到相应的权益保障，《职业病防治法》第五十五条第三款规定：疑似职业病病人在诊断、医学观察期的费用，由用人单位承担。疑似职业病病人在诊断、医学观察期间的费用应当包括：工作场所职业流行病学调查费用、健康损害体检费用、实验室检查费用、诊断性治疗费用及住院费等。

2. 进行职业病诊断

当劳动者得到疑似职业病的职业健康检查个体结论后，用人单位应当尽快组织进行职业病诊断。

虽然疑似职业病只是一个疾病的诊断过程，最终是否被诊断为职业病尚需职业病诊断机构的确认，但劳动者出现了异常结果甚至是某种职业性损害的事实是存在的。因此，用人单位应当加强对疑似职业病病人工作场所及周围相似工作的劳动者开展流行病学调查，为尽早查明发生疑似职业病的原因提供依据，以便尽快开展治理工作。

第二节 职业病诊断鉴定

鉴定的本义是辨别并确定事物的真伪优劣。现在广泛使用的鉴定，其含义是指具有相关能力和资质的专业人员或机构受具有相应权力或管理职能部门或机构的委托，根据确凿的数据或证据、相应的经验和分析论证对某一事物提出客观、公正和具有权威性的技术仲裁意见，并作为委托方处理相关矛盾或纠纷的证据或依据。由此可见，鉴定是有一定仲裁特征的行为。

医学鉴定一般是指在对有无疾病或健康损害、疾病或健康损害程度进行判定的基础上，对引起疾病或健康损害的原因进行认定或确定，一般由具有相应管理职能的行政部门组织，或由行政部门委托第三方机构进行，如医学会组织医疗事故鉴定等。

职业病诊断鉴定则是针对当事人提出的职业病诊断争议问题，由卫生行政部门依法组织职业病诊断鉴定委员会依程序进行的行政技术仲裁。职业病诊断与职业病诊断鉴定是最常见的职业病病人管理行为，两者既有联系，又存在一定的不同。按照《职业病防治法》及其有关法规、规章的规定，两者是职业病病人管理的不同阶段，承担责任的主体不同，内容不同，法律效力也不同。

在日常工作中，除了急性职业病危害事故（急性职业中毒）等突发性职业病以外，大多数职业病都是经过了较长时间发展而形成的，因此，必然与其工作场所有密切关系。所以，在对职业病病人管理的同时也不应忽视了对工作场所的管理。

一、对职业病诊断结果有异议，可以申请职业病诊断鉴定

根据《职业病防治法》的规定，当事人对职业病诊断有异议的，可以向做出诊断

的医疗卫生机构所在地地方人民政府卫生行政部门申请鉴定。职业病诊断争议由设区的市级以上地方人民政府卫生行政部门根据当事人的申请，组织职业病诊断鉴定委员会进行鉴定。当事人对设区的市级职业病诊断鉴定委员会的鉴定结论不服的，可以向省、自治区、直辖市人民政府卫生行政部门申请再鉴定。

《职业病诊断与鉴定管理办法》规定，当事人对职业病诊断机构做出的职业病诊断结论有异议的，可以在接到职业病诊断证明书之日起三十日内，向职业病诊断机构所在地设区的市级卫生行政部门申请鉴定。设区的市级职业病诊断鉴定委员会负责职业病诊断争议的首次鉴定。当事人对设区的市级职业病鉴定结论不服的，可以在接到鉴定书之日起十五日内，向原鉴定组织所在地省级卫生行政部门申请再鉴定。职业病鉴定实行两级鉴定制，省级职业病鉴定结论为最终鉴定。

（一）职业病诊断鉴定程序

1. 鉴定申请

当事人向作出诊断的医疗机构所在地政府卫生行政部门提出鉴定申请时，需提供的材料包括：鉴定申请书、职业病诊断病历记录、诊断证明书和鉴定委员会要求提供的其他材料。

职业病诊断鉴定申请书虽然没有统一的格式，但其要求的内容至少应包括以下内容：

（1）申请人个人信息。

（2）申请事项。

（3）申请原因。

（4）申请理由。

职业病诊断鉴定申请书参考格式见表 11—4。

范例

表 11—4　　职业病诊断鉴定申请书

编号：

<table>
<tr><td>申请人</td><td colspan="2"></td><td>性别</td><td colspan="2"></td><td>联系电话</td><td></td></tr>
<tr><td>身份证号</td><td colspan="4"></td><td>家庭住址</td><td colspan="2"></td></tr>
<tr><td>其他联系人</td><td></td><td colspan="2">与本人关系</td><td></td><td></td><td>联系电话</td><td></td></tr>
<tr><td>用人单位</td><td colspan="5"></td><td>地址</td><td></td></tr>
<tr><td>用人单位联系人</td><td></td><td>职务</td><td colspan="3"></td><td>联系电话</td><td></td></tr>
</table>

续表

申请事项： 请求依法对××市职业病防治院给出的职业病诊断证明书（×职防院尘诊〔2013〕第3号）中的结论进行鉴定。
申请原因： 申请人2013年5月3日在××市职业病防治院取得职业病诊断证明书（×职防院尘诊〔2013〕第3号）。因对其诊断结论（即矽肺壹期）有异议，现根据《职业病诊断与鉴定管理办法》（卫生部令第91号）第三十六条的相关规定，依法提出本鉴定申请。
申请理由： 2004年3月至2012年12月，申请人在××煤矿从事"凿岩"工作。8年间，申请人经常有胸闷、气短的症状，但申请人未在意，未诊治。 2011年11月，申请人上述症状加重，于是到××镇医院做了X线摄影等检查。医师给出的X线摄影诊断报告结论是"Ⅱ期尘肺"，并建议申请人去上级指定医院进一步诊治。 2012—2013年，申请人多次前往××市职业病防治院和其他医院进行检查和诊治。××市职业病防治院未给出诊断书，其他医院治疗均不见效果。 2013年1月7日，申请人在××市中心医院住院观察了2天。 2013年5月3日，申请人取得××市职业病防治院给出的职业病诊断证明书（×职防院尘诊〔2013〕第3号）。 ××市职业病防治院并没有起到及时、便民的原则。申请人认为××市职业病防治院给出的诊断书结论时间过长，对其是否真实产生疑义。 综上所述，为维护申请人的合法权益，希望通过职业病诊断鉴定，对其病症、病情等进行再次核实，以保障申请人能够在今后的治疗中对症下药。 特依法向上级卫生行政部门申请职业病诊断鉴定。 申请人： 年　月　日

2. 审核

职业病诊断鉴定办事机构收到当事人的鉴定申请后，要对其提供的与鉴定有关的资料进行审核，审核有关材料是否齐备、有效。职业病诊断鉴定办事机构应当自收到申请资料之日起5日内完成材料审核，材料齐全的，发给受理通知书；材料不全的，通知当事人进行补充。必要时，可由第三方对当事人进行体检或提取相关现场证据，当事人应当按照鉴定委员会的要求，予以配合。职业病诊断鉴定申请受理通知书格式见表11—5。

3. 组织鉴定

（1）职业病鉴定办事机构应当在受理鉴定申请之日起六十日内组织鉴定、形成鉴定结论，并在鉴定结论形成后十五日内出具职业病鉴定书。

表 11—5　　职业病诊断鉴定申请受理通知书

编号：

申请者（用人单位或劳动者本人）：提出的职业病诊断鉴定申请，符合《职业病防治法》和《职业病诊断与鉴定管理办法》等规定的要求，现决定予以受理，申请材料接收编号为： 根据相关规定，鉴定过程中若需要现场调查（资料核实）、医学检查或医学观察的，请予以配合，谢谢合作。 特此告知。 当事人签收（签字）：　　诊断机构公章 年　月　日　　年　月　日

（2）申请鉴定的当事人在职业病诊断鉴定办事机构的主持下，以随机抽取的方式从专家库中确定参加职业病诊断鉴定的专家，当事人也可以委托职业病诊断鉴定办事机构抽取专家，并组成职业病鉴定委员会。职业病鉴定委员会审阅鉴定资料，综合分析，并作出鉴定结论。鉴定专家意见不一致时，应当予以注明。

（3）专家组应当听取当事人的陈述和申辩，必要时可以组织进行医学检查。

（4）需要了解被鉴定人的工作场所职业病危害因素情况时，职业病鉴定办事机构根据专家组的意见可以对工作场所进行现场调查，或者依法提请安全生产监督管理部门组织现场调查。依法提请安全生产监督管理部门组织现场调查的，在现场调查结论或者判定做出前，职业病鉴定应当中止。

（5）职业病鉴定应当遵循客观、公正的原则。专家组进行职业病鉴定时，可以邀请有关单位人员旁听职业病鉴定会。所有参与职业病鉴定的人员应当依法保护被鉴定人的个人隐私。

4. 出具鉴定书

鉴定书的内容应当包括：被鉴定人的职业接触史、作业场所监测数据和有关检查资料、当事人对职业病诊断的主要争议、鉴定结论和鉴定时间。鉴定书必须由所有参加鉴定的成员共同签署，并加盖鉴定委员会公章。职业病诊断鉴定书格式见表 11—6。

表 11—6　　职业病诊断鉴定书

编号：

姓名		性别		身份证号码	
用人单位名称					
职业病危害接触史					

续表

申请鉴定主要理由：
鉴定依据：
鉴定结论： 职业病诊断鉴定委员会 （公章） 年 月 日

（二）职业病诊断鉴定的注意事项

1. 职业病诊断鉴定工作应当遵循科学、公正、公开、公平、及时、便民的原则。

2. 职业病诊断鉴定工作应当依据《职业病防治法》《职业病诊断与鉴定管理办法》的规定和国家职业病诊断标准进行，并符合职业病诊断与鉴定的程序。

3. 职业病诊断鉴定委员会专家有下列情形之一的，应当回避：

（1）是职业病诊断鉴定当事人或者当事人近亲属的。

（2）与职业病诊断鉴定有利害关系的。

（3）与职业病诊断鉴定当事人有其他关系，可能影响公正鉴定的。

（三）职业病诊断鉴定结论处置

1. 职业病诊断鉴定书应当于鉴定结论做出之日起二十日内由职业病诊断鉴定办事机构送达当事人。鉴定结论与诊断结论或者首次鉴定结论不一致的，职业病诊断鉴定办事机构应当及时向相关卫生行政部门和安全生产监督管理部门报告。

2. 《职业病诊断与鉴定管理办法》规定，职业病诊断鉴定实行两级鉴定制，设区的市级职业病诊断鉴定委员会负责职业病诊断争议的首次鉴定。当事人对设区的市级职业病鉴定结论不服的，可以在接到鉴定书之日起十五日内，向原鉴定组织所在地省级卫生行政部门申请再鉴定。省级职业病鉴定结论为最终鉴定。

3. 如果对最终鉴定结果仍不满意，可以向当地人民法院提起行政诉讼，但人民法院只对其合法性进行审查。

二、用人单位应当安排职业病病人的治疗、定期检查和康复

《职业病防治法》第五十七条第二款规定，用人单位应当按照国家有关规定，安排职业病病人治疗、康复和定期检查。因此，用人单位应建立相应的管理制度，对职业病病人治疗、康复和定期检查等内容有明确规定，设定专（兼）职人员负责相关工作。

劳动者被确诊患有职业病后，用人单位应根据职业病诊断医疗机构的意见，安排职业病病人进行治疗、康复和定期检查；在治疗期间，一是要定期检查治疗效果，如果病情有加重的趋势应该提早采取干预措施；二是要积极开展康复活动，使职业病病人对就业保持积极的心态和正确的自我价值认识，减轻对社会、家庭的负担。

按照《职业病防治法》的相关规定，职业病病人的诊疗、康复费用，按照国家工伤保险的规定执行；用人单位没有参加工伤保险的，其医疗和生活保障费用由造成职业病的用人单位承担。

三、职业病病人的社会保障

1. 工伤保险

工伤保险，是为了保障因工作遭受事故伤害或者患职业病的职工获得医疗救治和经济补偿，促进工伤预防和职业康复，分散用人单位的工伤风险而制定的社会保险制度，是国家社会保障体系的重要组成部分，具有强制性、补偿性和由用人单位缴纳保费等特点。

根据《工伤保险条例》第二条的规定，中华人民共和国境内的企业、事业单位、社会团体、民办非企业单位、基金会、律师事务所、会计师事务所等组织和有雇工的个体工商户（以下称用人单位）应当依照本条例规定参加工伤保险，为本单位全部职工或者雇工（以下称职工）缴纳工伤保险费。因此，用人单位必须依法参加工伤保险。

根据《职业病防治法》第五十七条的规定，职业病病人的诊疗、康复费用，伤残以及丧失劳动能力的职业病病人的社会保障，按照国家有关工伤保险的规定执行。

2. 职业病病人要求民事赔偿的权利

《职业病防治法》第五十八条规定："职业病病人除依法享有工伤保险外，依照有关民事法律，尚有获得赔偿的权利的，有权向用人单位提出赔偿要求。"

因此，职业病病人除依法享受工伤社会保险补偿外，有权依照民事法律的相关规定，向用人单位提出赔偿要求。职业病病人的这种正当权利受到法律保护。

3. 未参加工伤保险用人单位应承担的责任

《职业病防治法》第五十九条规定："劳动者被诊断患有职业病，但用人单位没有依法参加工伤保险的，其医疗和生活保障由该用人单位承担。"

4. 职业病病人变动工作单位，其依法享有的待遇不变

职业病病人是在职业活动中罹患职业病的劳动者，为国家的经济建设和社会发展贡献了自己的力量，应当依法得到国家的救济。《职业病防治法》第六十条第一款明确规定："职业病病人变动工作单位，其依法享有的待遇不变。"

（1）劳动者因原用人单位发生分立、合并、解散、破产而另行就业的，应由最后的用人单位承担工伤保险责任。用人单位发生分立、合并、解散、破产的情形比较复杂，为了保护从事接触职业病危害作业的劳动者及职业病病人的合法权益，《职业病防治法》第六十条第二款还规定："用人单位在发生分立、合并、解散、破产等情形时，应当对从事接触职业病危害的作业的劳动者进行健康检查，并按照国家有关规定妥善安置职业病病人。"

（2）根据《职业病防治法》第六十一条的规定，用人单位已经不存在或者无法确认劳动关系的职业病病人，可以向地方人民政府民政部门申请医疗救助和生活等方面的救助。

第三节　用人单位对职业病病人的管理

劳动者被确诊患有职业病后，用人单位应当及时办理工伤认定、劳动能力鉴定和职业病待遇核定手续，确保劳动者享受工伤保险待遇。劳动者离休、退休和退职后被

确诊为职业病的，可以按规定享受工伤医疗待遇。用人单位应当做好工伤保险宣传工作，在劳动者被诊断、鉴定为职业病后，及时告知劳动者享受工伤保险待遇的主要流程，即通过工伤认定、劳动能力鉴定及工伤保险待遇支付三个环节，劳动者与用人单位相互配合，做好工伤保险待遇申领工作。

一、工伤认定

（一）申请及受理

用人单位应当自劳动者被诊断、鉴定为职业病之日起 30 日内，向统筹地区社会保险经办部门提出工伤认定申请。遇有特殊情况，经报社会保险行政部门同意，申请时限可适当延长。

提出工伤认定申请应当填写工伤认定申请表，并提交以下材料：

1. 劳动、聘用合同文本复印件或者与用人单位存在劳动关系（包括事实劳动关系）、人事关系的其他证明材料。

2. 医疗机构出具的职业病诊断证明书（或者职业病鉴定书）。

工伤认定申请材料经社会保险行政部门审核后，做出补正材料、受理或者不予受理的决定。

用人单位未在规定时限内提出工伤认定申请的，可在职工被诊断、鉴定为职业病之日起 1 年内，由职业病患者或者其近亲属、工会组织按照规定提出工伤认定申请。

（二）调查核实

社会保险行政部门在进行工伤认定时，对当事人提供的符合国家有关规定的职业病诊断证明书或者职业病诊断鉴定书，不再进行调查核实。职业病诊断证明书或者职业病诊断鉴定书不符合国家规定的要求和格式的，社会保险行政部门可以要求有关部门重新提供。

（三）认定及送达

社会保险行政部门应当自受理工伤认定申请之日起 60 日内做出工伤认定决定，出具工伤认定决定书或者不予认定工伤决定书，并自决定做出之日起 20 日内，将以上文书送达职业病劳动者（或者其近亲属）和用人单位，并抄送社会保险经办机构。

社会保险行政部门受理工伤认定申请后，做出工伤认定决定需要以司法机关或者有关行政主管部门的结论为依据的，在以上部门未做出结论期间，做出工伤认定的时限中止，并书面通知当事人。社会保险行政部门对于事实清楚、权利义务明确的工伤认定申请，应当自受理工伤认定申请之日起 15 日内做出工伤认定决定。

（四）申诉

劳动者或者其近亲属、用人单位对不予受理决定不服或者对工伤认定决定不服的，可以依法申请行政复议或者提起行政诉讼。

二、职业病病人劳动能力鉴定

劳动能力鉴定，是指劳动者由于因工负伤、非因工负伤或职业病等原因，导致本人劳动与社会生活能力受到不同程度影响，为享受相应的社会保障待遇，由劳动能力鉴定机构根据劳动者本人或其亲属的申请，组织有资质的医学专家，根据国家制定的评残标准，运用医学科学技术的检查方法和手段，确定劳动者丧失劳动能力程度的一种综合评定的制度。

《工伤保险条例》规定，劳动能力鉴定是指劳动功能障碍程度和生活自理障碍程度的等级鉴定。劳动功能障碍分为十个伤残等级，最重的为一级，最轻的为十级。生活自理障碍分为三个等级：生活完全不能自理、生活大部分不能自理和生活部分不能自理。

本书所探讨的劳动能力鉴定，主要是指受工伤保险制度调节，适用《劳动能力鉴定 职工工伤与职业病致残等级》（GB/T 16180）标准的职业病的劳动能力鉴定。

（一）政策依据及参照标准

1. 劳动能力鉴定的意义

劳动能力鉴定作为工伤保险工作“三环节”（工伤认定、劳动能力鉴定、待遇给付）之一，是伤病职工享受工伤保险待遇等相关待遇的客观依据，是维护用人单位及个人合法权益，体现社会公平、公正的正常途径，同时也是确保社会保险基金安全运行的重要保障。

2. 劳动能力鉴定的依据

劳动能力鉴定的依据是《工伤保险条例》《工伤职工劳动能力鉴定管理办法》和《劳动能力鉴定 职工工伤与职业病致残等级》（GB/T 16180）等国家法律法规和标准规范。

（二）职工进行劳动能力鉴定的条件

职工患职业病被认定为工伤，经治疗病情相对稳定后存在残疾、影响劳动能力的，应当进行劳动能力鉴定。职业病具有隐匿性、迟发性特点，曾经从事接触职业病危害因素的工作、当时没有发现罹患职业病、离开工作岗位后被诊断为职业病的人员，仍可申请工伤认定与劳动能力鉴定，如：已办理退休手续、合同期满或本人提出解除劳动合同后，未再从事接触职业病危害因素作业的人员，可以在认定为工伤后正常申请劳动能力鉴定。

（三）劳动能力鉴定的一般流程

1. 如何申请

用人单位、患职业病的工伤职工（或其近亲属）有权向设区的市级劳动能力鉴定委员会提出劳动能力鉴定申请。职业病的发生发展与单位的工作环境密切相关，为职工申请工伤认定、劳动能力鉴定是单位的法定责任；职工本人可以提出劳动能力鉴定申请，这是对劳动者权利的一种保护；职工近亲属与职工存在监护或供养关系，也有权申请劳动能力鉴定。

劳动能力鉴定的受理机构分为两级：职工初次鉴定一般向设区的市级劳动能力鉴定委员会提出申请；对劳动能力鉴定结论不服的，可以向省、自治区、直辖市劳动能力鉴定委员会申请再次鉴定。再次鉴定结论为最终结论。

申请劳动能力鉴定需要准备好以下材料：

（1）按规定填写的劳动能力鉴定申请表。

（2）工伤认定决定书原件和复印件。

（3）有效的诊断证明、按照医疗机构病历管理有关规定复印或者复制的检查、检验报告等完整病历资料。职业病病人应当提交职业病诊断书（由卫生行政部门批准承担职业病诊断工作的医疗机构出具）。

（4）工伤职工的居民身份证、社会保障卡等其他有效身份证明的原件和复印件。

（5）劳动能力鉴定委员会规定的其他材料。

2. 审核材料并受理

申请人提供材料后，劳动能力鉴定委员会进行审核。材料不完整的，会自收到申请之日起 5 个工作日内，一次性书面告知申请人需要补正的全部材料，劳动能力鉴定申请受理时限从补齐材料之日算起；申请人提供材料完整的，会及时组织鉴定，并在收到申请之日起 60 日内做出劳动能力鉴定结论。

3. 组织现场鉴定

（1）劳动能力鉴定委员会收到劳动能力鉴定申请后，从医疗卫生专家库中随机抽取 3 名或 5 名职业病相关科别专家组成专家组。专家根据职业病病人病情，结合医疗诊断情况，依据《劳动能力鉴定　职工工伤与职业病致残等级》（GB/T 16180）提出鉴定意见，做出劳动能力鉴定结论。遇伤情复杂、涉及医疗卫生专业较多的，做出结论的期限可延长 30 日。

（2）劳动者按照劳动能力鉴定委员会提前通知的时间、地点及应当携带的材料参加现场鉴定。对行动不便的职工，劳动能力鉴定委员会可以组织专家上门进行劳动能力鉴定；职工因故不能参加鉴定的，经劳动能力鉴定委员会同意，可以调整现场鉴定时间，做出劳动能力鉴定结论的期限相应顺延；因鉴定工作需要，专家组提出应当进行有关检查和诊断的，劳动能力鉴定委员会会委托具备资格的医疗机构协助进行有关的检查和诊断。

（3）专家组主要对职工劳动功能障碍程度和生活自理障碍程度进行技术性等级鉴定，并根据《劳动能力鉴定　职工工伤与职业病致残等级》（GB/T 16180）提出鉴定意见。专家鉴定意见不一致时，按照少数服从多数的原则确定专家组的鉴定意见。

案例

北京×××建筑防水材料有限公司（以下简称该单位）职工纪某，男，88 岁，1950—1980 年从事窑工、制砖工、配料工等工作，其间接触粉尘、云母，2016 年 12 月 8 日，经北京大学第三医院诊断为“职业性其他（矽、云母等混合）尘肺壹期”。经单位申请，该职工于 2017 年 2 月被认定为工伤。

2017 年 4 月 6 日，该单位向所在区劳动能力鉴定委员会提出劳动能力鉴定申请，提供材料有《北京市工伤劳动能力鉴定申请表》《北京市某区人力资源和社会保障局认定工伤决定书》、北京大学第三医院《职业病诊断证明书》和相关病历、2017 年 4 月 13 日北京航天总医院肺功能检查报告单及血气分析化验单。材料审核通过后，按照劳动能力鉴定委员会通知，纪某于 2017 年 4 月 19 日参加了劳动能力现场鉴定。鉴定步骤如下：

第一步：纪某由家属陪同步入鉴定室。

第二步：专家组与纪某进行简单交流，确认基本信息，纪某神志清楚，思维正常，可以自述表达。

第三步：专家组依据医院提供的病历、相关材料，与纪某核对职业病史，记录职业病诊治过程。

第四步：专家组对纪某进行了简要的查体，结合近期检查中的几项关键指标，判定纪某目前为肺功能中度损伤。

第五步：专家组将纪某当前的职业病诊断和肺功能状况与《劳动能力鉴定 职工工伤与职业病致残等级》（GB/T 16180）对照，确定其符合“5.4.2 四级条款系列”中第51）条：“尘肺壹期伴肺功能中度损伤及（或）中度低氧血症”，且目前纪某无生活自理障碍。因此，专家组提出的鉴定意见为“已达到工伤等级标准四级，无生活自理障碍”。

第六步：专家书写“北京市医疗专家组劳动能力鉴定、确认意见表”，参加鉴定的专家都签署意见并签名。

第七步：该单位所在区劳动能力鉴定委员会将专家意见录入系统，形成劳动能力鉴定结论书。劳动能力鉴定结论书载明了下列事项：（1）工伤职工及用人单位的基本信息；（2）伤情介绍，包括伤残部位、器官功能障碍程度、诊断情况等；（3）作出鉴定的依据；（4）鉴定结论。

第八步：鉴定结论的送达。劳动能力鉴定委员会应当自作出鉴定结论之日起20日内将劳动能力鉴定结论及时送达工伤职工及其用人单位。

4. 劳动能力再次鉴定和复查鉴定

（1）患职业病的工伤职工或其用人单位如果对初次鉴定结论不服，可以在收到鉴定结论之日起15日内向省、自治区、直辖市劳动能力鉴定委员会申请再次鉴定。再次鉴定在体现劳动能力鉴定程序科学性的同时，也使用人单位和职工有了公平申诉的机会。

（2）自劳动能力鉴定结论做出之日起1年后，认为伤情发生变化的，可以申请复查鉴定。职业病病人随着年龄的增长，劳动功能障碍程度和生活自理障碍程度一般都会出现不同程度的加重，1年后的复查鉴定可以更为准确地保护职业病病人的合法权益，进一步享受相应的工伤保险待遇。

三、工伤保险待遇给付

《工伤保险条例》第二条规定：用人单位应当依照本条例规定参加工伤保险，为本单位职工缴纳工伤保险费；职工有依照本条例的规定享受工伤保险待遇的权利。

《社会保险法》第三十三条规定：职工应当参加工伤保险，由用人单位缴纳工伤保险费，职工不缴纳工伤保险费。

《社会保险法》第四十一条第一款规定：职工所在用人单位未依法缴纳工伤保险费，发生工伤事故的，由用人单位支付工伤保险待遇。用人单位不支付的，从工伤保险基金中先行支付。

因此，患职业病工伤职工的工伤保险待遇给付是有法律保障的。

（一）治疗期间的工伤保险待遇

治疗期间的工伤保险待遇，主要指工伤保险基金可支付的医疗费用、康复费用及其他相关费用。

1. 患职业病的工伤职工可以享受工伤医疗待遇，即在签订服务协议的医疗机构就医和康复，符合规定的费用可由工伤保险基金支付，但治疗非工伤引发的疾病，不享受工伤医疗待遇，按照基本医疗保险的规定执行。

2. 患职业病的工伤职工还可享受住院治疗职业病的伙食补助费（医疗机构出具证明、报经办机构同意），到统筹地区以外就医的交通食宿费由工伤保险基金支付。

3. 对工伤认定有异议的，行政复议和诉讼期间仍享受工伤医疗待遇。

（二）劳动能力鉴定后的工伤保险待遇

1. 劳动能力鉴定结论包括劳动功能障碍程度和生活自理障碍程度两部分。劳动功能障碍程度的十个伤残等级和生活自理障碍程度的三个等级，分别对应不同的赔偿和保障标准。

2. 患职业病的工伤职工经劳动能力鉴定后，可以享受一次性伤残补助金。一至四级伤残的，可保留劳动关系，退出劳动岗位，并按月领取伤残津贴；存在生活自理障碍的，可以按月领取生活护理费。五至六级伤残的，保留与用人单位的劳动关系；难以安排工作的，由用人单位按月发放伤残津贴。患职业病的工伤职工与用人单位解除劳动、聘用合同的，可以领取一次性工伤医疗补助金和一次性伤残就业补助金。

3. 一次性伤残就业补助金的标准为：十级伤残，7 个月的本人工资；九级伤残，

9个月的本人工资；八级伤残，11个月的本人工资；七级伤残，13个月的本人工资；六级伤残，16个月的本人工资；五级伤残，18个月的本人工资；四级伤残，21个月的本人工资；三级伤残，23个月的本人工资；二级伤残，25个月的本人工资；一级伤残，27个月的本人工资。这里所说的“本人工资”，是指职工因工作遭受事故伤害或者患职业病前12个月的平均月缴费工资。

4. 一至四级伤残的患职业病工伤职工，按月领取伤残津贴的标准为：一级伤残，本人工资的90%；二级伤残，本人工资的85%；三级伤残，本人工资的80%；四级伤残，本人工资的75%。五至六级伤残的患职业病工伤职工，由用人单位按月发放伤残津贴的标准为：五级伤残，本人工资的70%；六级伤残，本人工资的60%。

5. 生活自理障碍的三个等级——完全生活自理障碍、大部分生活自理障碍和部分生活自理障碍，其从工伤保险基金按月领取生活护理费的标准分别为统筹地区上年度职工月平均工资金的50%、40%或30%。

6. 患职业病工伤职工因日常生活或就业需要，经劳动能力鉴定委员会确认，可以配置辅助器具，如尘肺职工可配置制氧机、职业性噪声聋可配置助听器等，所需费用按标准由工伤保险基金支付。

（三）其他工伤保险待遇

1. 职工因工死亡，其近亲属按照规定从工伤保险基金领取丧葬补助金、供养亲属抚恤金和一次性工亡补助金。一般患职业病病人在工作中急性死亡的情况较少，在停工留薪期内因职业病导致死亡的，其近亲属可享受丧葬补助金；被鉴定为一至四级伤残的职业病病人在停工留薪期满后死亡的，其近亲属可享受丧葬补助金和供养亲属抚恤金。

2. 职工因工外出期间，由于工作原因受到伤害或者发生事故下落不明的，从事故发生当月起3个月内照发工资，从第4个月起停发工资，由工伤保险基金向其供养亲属按月支付供养亲属抚恤金；生活有困难的，可以预支一次性工亡补助金的50%；职工被人民法院宣告死亡的，按照职工因工死亡的规定处理。

四、停止享受工伤保险待遇的情形

1. 丧失享受待遇条件的

丧失享受待遇条件，即随着时间的推移，工伤（或工亡）职工的供养亲属等不再具备享受原有工伤保险待遇的条件，如工亡职工的子女若已年满18周岁，则不再属于供养范围。

2. 拒不接受劳动能力鉴定的

工伤职工要进行劳动能力鉴定，需提出申请，且经过现场鉴定才能够做出较为准确的鉴定结论。少数职工由于不了解政策，担心鉴定后劳动合同的存续问题、赔偿问题等各种问题，与单位之间沟通不畅或存在分歧，不愿进行劳动能力鉴定。而大部分工伤保险待遇的享受要以劳动能力鉴定结论为依据，因此，职工拒不接受劳动能力鉴定，将直接影响工伤保险待遇的享受。

3. 拒绝治疗的

工伤保险是为了保障因工作遭受事故伤害或者患职业病的职工获得医疗救治和经济补偿而设立的社会保险，职工拒绝治疗就意味着放弃享受工伤保险待遇的权利。

五、用人单位应当承担的工伤保险责任

1. 用人单位应当支付符合规定的工伤保险待遇等有关费用，主要包括：

（1）职工治疗工伤期间的工资福利。

（2）五级、六级伤残职工按月领取的伤残津贴。

（3）终止或解除劳动合同时的一次性伤残就业补助金。

2. 特殊情况下用人单位的工伤保险责任

（1）用人单位分立、合并、转让的，承继单位在办理工伤保险变更登记后，继续承担原用人单位的工伤保险责任。原用人单位未参加工伤保险，职工发生工伤后，由承继单位按条例规定的标准支付工伤保险待遇费用。

（2）用人单位实行承包经营的，工伤保险责任由职工劳动关系所在单位承担；职工被借调期间发生工伤的，由原用人单位承担工伤保险责任，原用人单位与借调单位可以约定补偿办法。

（3）用人单位破产的，在破产清算时，依法拨付应当由单位支付的工伤保险待遇费用。

3. 未参加工伤保险的用人单位应当承担的责任

（1）用人单位未按照规定参加工伤保险，由社会保险行政部门责令限期参加，补

缴应当缴纳的工伤保险费，并自欠缴之日起加收万分之五的滞纳金；逾期仍不缴纳的，处欠缴数额1倍以上3倍以下的罚款。

（2）未依法缴纳工伤保险费的用人单位，其职工发生工伤事故的，用人单位应当采取措施及时救治，并按照规定的工伤保险待遇项目和标准支付费用。用人单位参加工伤保险并补充缴纳保险费、滞纳金或罚款的，新发生的费用由工伤保险基金和用人单位按照规定支付。

第十二章 工会组织与职业病防治

我国职业病防治机制是“用人单位负责、行政机关监管、行业自律、职工参与和社会监督”五个互为联系的有机整体，其中“职工参与、社会监督”是这一机制不可缺少的重要环节。工会作为劳动者群众利益的代表者和维护者，是实施“职工参与、社会监督”的最主要主体，而用人单位依法开展工会职业病防治监督工作，则是实现“职工参与、社会监督”的最主要渠道。

第一节 工会组织在职业病防治工作中的作用

根据《中华人民共和国工会法》的规定，工会是职工自愿结合的工人阶级的群众组织，维护职工合法权益是工会的基本职责。《职业病防治法》第四条规定，工会组织依法对职业病防治工作进行监督，维护劳动者的合法权益。用人单位工会组织在职业病防治中的主要责任，就是监督用人单位落实职业病防治主体责任。在实际工作中，工会组织要准确把握参与职业病防治工作的总体要求，坚持以“工会全程参与、劳动者监督落实”的方式来开展职业病的预防和治疗，按照工会“组织起来、切实维权”的工作方针，立足源头参与，逐步推广完善工作模式，全面推动工会参与职业病防治工作，更好地维护职工的健康权益。

一、工会组织的职业病防治职责

（一）监督用人单位落实职业病防治主体责任

1. 督促用人单位健全落实职业病防治责任制和预防措施

充分利用职工代表大会、平等协商集体合同制度等多种形式，监督用人单位依法申报职业病危害项目，健全职业卫生管理制度，配备专业职业卫生管理人员，加强工作场所职业病危害因素监控，在有职业病危害的作业岗位设置警示标识和警示说明，设置有效的职业病防护设施，给劳动者配发个人使用的职业病防护用品，配备必要的应急救援设备和人员，为劳动者提供符合职业卫生标准的工作条件。

2. 促进用人单位规范劳动用工和职业健康管理

监督用人单位按照《职业病防治法》《劳动合同法》和《工伤保险条例》的要求，签订具有职业病防治实质内容的劳动合同，履行职业病危害告知义务，保证劳动者的知情权；落实有职业病危害的作业岗位津贴和女职工、未成年工特殊保护政策；推动用人单位对从事接触职业病危害因素作业的劳动者进行专业培训和上岗前、在岗期间和离岗时的职业健康检查，建立职业健康监护档案；对遭受职业病危害的劳动者，及时组织救治和妥善安置。

（二）运用多种模式开展职业病防治工作

1. “三方协调”工作模式

以全国总工会提出的职业病防治“三方协调”机制为背景，建立本单位“法定代表人、职工代表大会、工会”三方协调机制。

（1）用人单位应建立职工代表大会制度，工会和职工代表大会应认真维护劳动者生命安全和身体健康权利。职业病防治工作应列入职工代表大会议事日程，并作为“民主评议、厂务公开”的内容；用人单位法定代表人定期向职工代表大会所做的工作报告应有职业安全卫生内容，职工代表大会就批准与否进行表决。

（2）用人单位有关职业病防治工作的方针、规划、计划、重大技术改造措施、劳动者培训、预决算等重大方案，应提交职工代表大会审议，并由职工代表大会做出是否批准的决议。

（3）用人单位职业病防护设施和相关的重要规章制度应经职工代表大会审议通过。

（4）工会应组织职工代表视察、督查企业职业安全卫生工作情况，认真履行民主监督职能；职工代表就职业安全卫生的问题提出质询，用人单位应予以郑重的答复；用人单位应认真听取劳动者对职业安全卫生工作的意见、建议和要求，积极解决职业病防治方面存在的问题，改善劳动条件和作业环境。

2. “职业卫生检查表”模式

运用“大型企业职业卫生检查表”对本单位职业病防治工作进行综合评估。实践证明，运用检查表对本单位职业病防治工作进行定期评估，是促进用人单位不断改进职业病防治工作状况、提高职业病防治水平的有效方法之一。由于检查表种类繁多、侧重点也不尽一致，因此用人单位在实际工作中可以参考正式出版物推荐的检查表，如《用人单位职业病防治指南》（GBZ/T 225）中附录A——《用人单位职业病防治工作评估表》。这种固定格式检查表包含了职业病防治整体工作，用人单位通过在一个时期内不同阶段的对照检查，可以发现检查指标的变化，这些变化反映了用人单位职业病防治工作的落实情况，这样周而复始，形成以计划（Plan）、实施（Do）、检查（Check）、行动（Action）为内容的闭环，以此来推动本单位职业病防治工作。具体来说，《用人单位职业病防治工作评估表》按12个方面、95个细目详细阐述了职业病防治工作的相关要求、检查依据、赋分和扣分标准，每个细目都提出详细的要求和指导性说明。用人单位在职业病防治工作检查中，可以根据该检查表的检查结果，将本单位职业病防治工作分为A、B、C、D四个等级，并将这些等级对应为优秀、良好、合格和不合格。

3. “职业安全健康联合委员会”模式

联合委员会是企业职业卫生管理的协商机制和咨询机制，是劳资双方开展职业病防治工作平等协商的平台，是企业工会代表和组织职工参与职业卫生工作、维护职工劳动保护合法权益的载体。联合委员会的建立坚持平等原则，由代表企业的委员和代表工人的委员组成，其中至少有一半为工人委员。

通过工会组织的推动，在中小微企业建立职业安全健康联合委员会（以下简称“联合委员会”），弥补企业开展职业病防治工作的不足，如对本单位职业病防治问题缺乏认识、职业病防治知识和资源不足、没有足够的外部支持等问题。

对于职工查找出来的重大职业病危害隐患、企业安全卫生重大问题及职工关心的劳动保护问题，联合委员会劳资双方成员要开展平等协商。对于协商一致的事项，能改进的就马上改进；不能马上改进的，要形成书面协议。书面协议的主要形式是备忘录或会议纪要，或者进一步修改集体合同中的职业卫生条款，签订职业卫生专项集体合同。

4. “职业病防治专项集体合同”模式

所谓专项集体合同，是指用人单位与劳动者根据法律、法规、规章的规定，就集体协商的某项内容签订的专项书面协议。专项集体合同的订立、效力及发生争议的处理与集体合同相同。此项工作应由工会牵头，人力资源和社会保障部门、安全生产监督管理局共同参与。职业病防治专项集体合同主体一方为代表职工的企业工会，另一方为企业行政主管（法定代表人）。合同签订时，先由工会和行政主管协商，双方确定草案后提交职工代表大会审议通过，并经工会和行政主管双方首席代表签字生效。职业病防治专项集体合同内容主要有八个方面：

（1）劳动安全卫生责任。

（2）劳动条件（包括现场职业病危害情况）、防护设施和设备的投入。

（3）职业安全技术规程。

（4）职业病防治教育培训制度。

（5）个人使用的职业病防护用品的发放、维护和使用标准。

（6）职业健康检查。

（7）女职工和未成年工的特殊保护。

（8）休息和休假制度。

职业病防治专项集体合同的签订形式灵活多样，可以单独签订职业病防治专项集体合同，也可以将职业病防治方面的内容纳入集体合同，或者作为集体合同的附件。合同签订生效后，监督检查分三个层面进行：

（1）企业工会和劳动保护监督检查委员会对履行情况进行监督检查，督促企业行政方认真履约，并定期向职工代表大会报告。对违反合同的，督促行政方限期整改。

（2）乡镇（街道）工会建立安全卫生专项集体合同数据库，及时了解和掌握工作的进度情况，开展日常监督。

（3）县级总工会、人力资源和社会保障局、安全生产监督管理局定期联合对专项集体合同建制情况进行监督检查，发现问题及时依法处理。

二、工会积极主动参与职业病防治工作

1. 完善和落实职业卫生监督检查体系

认真贯彻落实工会劳动保护监督检查“三个条例”，即《工会劳动保护监督检查员工作条例》《基层工会劳动保护监督检查委员会工作条例》《工会小组劳动保护检查员工作条例》，健全职业病防治群众监督检查体系，在公司（级）、部门（级）、班组（级）设立监督检查员，明确工作职责，使监督检查网络在部门、班组落地扎根，为劳动者撑起监督和防治职业病的安全网，形成“人人重视劳动保护、人人参与劳动保护、人人监督劳动保护”的群众性监督检查网络。

另外，重视发挥社区、工业园区或行业工会对企业职业病防治的群众监督作用，深入开展职业病危害隐患排查治理活动，积极引导职工参与企业职业卫生民主管理、民主监督，组织职工开展技术革新、技术发明、技术攻关等活动，为职业危害治理献计献策，促进生产作业环境的改善。

2. 积极参与职业病的调查处理

绝大多数职业病的发生是一个慢性渐进的过程，因此用人单位被诊断出职业病病人大致有两种情况：

（1）年龄比较大、工龄比较长的老职工被诊断为职业病。这种情况很可能是既往职业病防治工作出现了问题，工会要重视有关部门对职业病的调查处理，提高工会参与调查和处理的能力，甄别既往工作场所与目前工作场所的同异，查明事件原因，举一反三，避免类似情况再次发生。

（2）年龄比较小、工龄比较短的年轻职工被诊断为职业病。这种情况主要有以下几个原因：

①职工没有进行上岗前职业健康检查，将前一个单位的职业健康损害带到本单位诊断。

②本单位存在职业病危害因素严重超标现象或未识别的职业病危害。工会要提出调查职业病发生原因真相的建议，协助有关部门开展调查研究。

这些都需要工会协助用人单位落实职业病防治主体责任，按照“四不放过”原则，提出追究责任人的建议，监督落实整改措施，维护职工健康权益。

3. 深入开展职业病危害突出问题的调查研究

通过对本单位职业病危害的调查（普查），查清职业病危害分布特点，认真研究重

点人群（如农民工、女工、未成年工）、重点岗位职业病危害的主要特点，通过采用统计调查、问卷调查、抽样调查、网络调查等方法，了解和掌握职业病防治工作的突出问题及广大职工的意愿要求，为职业病防治工作提供决策依据。在充分调研的基础上，积极推进本单位职业病防治措施的修订工作，增强职业病防治制度的可行性和适用性。

4. 切实重视职业病防治信息搜集工作

注意搜集报告本单位职业卫生重大情况信息，特别关注职业病危害事件以及可能成为社会热点、诱发群体事件的信息，及时向本单位主管部门和上级工会组织反映情况，提出对策建议。

第二节　发挥工会组织作用，提升劳动者自我防护能力

一、提高劳动者职业病防治意识和能力

（一）加强对劳动者的职业病防治教育

针对劳动者职业病防治教育特点，重点加强对农民工和青年职工的职业病防治教育，帮助劳动者了解国家有关职业病防治的法律、法规，熟悉自身享有的各项职业卫生权利和义务，掌握各自工作岗位的职业病防护技术和技能，切实提高劳动者防护职业病危害的能力。

（二）积极开展职业病防治宣传

制订职业病防治宣传计划，组织编写职业病防治科普宣传材料，通过内部有线电视、墙报、微信、微博等新闻媒介，推动职业病防治科技知识和法律知识的普及，推进职业病防治法律、法规纳入本单位基本教育范围，引导广大劳动者了解职业病防治知识，在全单位形成关心劳动者健康、重视职业病防治的良好氛围。

二、倾听劳动者诉求，解决职业病防治问题

（一）设置专门机构接受劳动者投诉

工会应设置专门机构，负责接受劳动者投诉，并同有关各方协调，维护劳动者合

法权益。用人单位要自觉接受工会和劳动者代表的监督检查，改善职业安全卫生工作。工会应宣传国家职业安全卫生法律、法规、政策及用人单位职业安全卫生规章制度，提高劳动者的安全维权意识和技能。

（二）监督本单位职业卫生状况，督促问题的整改落实

1. 工会和劳动者代表监督本单位贯彻执行国家职业安全卫生法律、法规，监督落实安全生产责任制和规章制度。对违反国家法律、法规，不符合职业安全卫生标准、规定的问题，提出整改意见；问题严重的，送达《限期解决问题通知书》或《隐患整改建议书》；拒不整改的，要求政府相关行政管理部门采取强制性措施。

2. 工会应组织职业安全卫生检查，组织劳动者代表对职业安全卫生工作进行督查。对事故隐患和职业病危害作业点建立档案，监督整改和治理，并督促本单位防范安全事故和职业危害。应坚决制止违章指挥、违章操作和强令冒险作业。在危及劳动者生命安全的紧急情况下，要求用人单位立即从危险区内撤出作业人员，同时支持或组织劳动者采取必要的避险措施并立即报告。

3. 工会应监督检查本单位新建、改建、扩建和技术改造技术引进工程项目的职业安全卫生设施与主体工程是否同时设计、同时施工、同时投产使用（即“三同时”）。用人单位的新建、改建、扩建和技术改造技术引进工程项目的职业安全卫生设施“三同时”，应按照工程管理权限，依法通知本单位工会和报请上级工会组织进行“三同时”审查验收。

（三）定期开展工作场所的职业安全监督检查

1. 用人单位的职代会代表，应定期开展对工作场所的职业安全监督检查巡视，重点对作业现场的职业病防治工作落实情况、职业病危害的风险防治情况进行检查监督，使劳动者处在良好的被保护状态之中。

2. 在机组检修、重大技术改进、基础建设项目和特殊生产作业期间，工会可以组织部分劳动者代表去现场进行巡视检查，对在现场发现的防护意识淡薄人员进行说服教育，对存在明显违章或安全防范措施不到位的现象，现场责令整改。通过监督检查，既保障劳动者的职业安全健康，又将安全责任真正落到实处。

三、普及劳动者的维权知识

为了避免劳动者的权益被侵害但因没有依据而得不到救济的情况，一方面，劳动

者应依靠工会维权；另一方面，劳动者在平时工作中应尽量搜集或保留相关的依据。具体可以从以下几个方面着手：

（一）留存劳动关系的证据

劳动关系最重要的证据是劳动合同。个别用人单位不与劳动者签订劳动合同，或者不将合同交给劳动者，这时就要注意留存劳动关系的证据，如工作证、健康证、厂牌、出入证、考勤卡、派工单、介绍信等实物方面的依据，并妥善保管。

（二）计算自己的工作时间和工作量

注意保存考勤卡、考勤表、工作计量单、派工单、工作记录、流水台账、工作交接表等，作为计算自己当月工作时间和工作量的依据。

（三）工伤保险方面

应及时去工伤保险经办机构查询用人单位是否为自己投保，且是否足额投保。

（四）增强维权意识

1. 多学习职业病防治方面的法律、法规，心中树立维权观念。

2. 劳动者之间应当加强团结，依法组建工会或加入当地工会，用集体的力量维权。

3. 发生侵权事件时，应当及时向专业法律机构咨询，并及时向劳动保障部门投诉，固定原始证据，以免依据丢失和毁灭。

案例

公司拒向职业病观察期职工支付工资被判败诉

一、案例经过

2011 年 1 月 15 日，刘××入职唐山市丰润区某石料公司（以下称“该公司”），从事风钻等工作。2011 年 3 月 25 日，刘××感觉身体不适离开公司。2011 年 3 月 29 日，河北联合大学附属医院出具了“尘肺Ⅰ期”的初步诊断报告。2012 年 6 月 14 日，唐山市疾病预防控制中心出具了职业病诊断证明书，诊断结论认为刘××属于职业病观察对象，建议其脱离粉尘作业，一年后复查。

因该公司不愿支付刘××离职后的工资及医疗费，双方发生纠纷。经劳动仲裁裁决并经一审、二审，法院判决，该公司应支付刘××2011 年 3 月 26 日至 2012 年 6 月 14 日的工资，并支付其医疗费。

然而事情并未结束。2013年6月25日，刘××再次到河北联合大学附属医院复查，唐山市疾病预防控制中心第二次出具职业病诊断证明书，诊断结论仍为刘××属于职业病观察对象，建议其一年后复查。2013年7月24日，刘××再次向唐山市丰润区劳动人事争议调解委员会申请仲裁，要求公司支付自己2012年6月15日至2013年6月14日的工资，后由于双方均不服劳动仲裁裁决，分别向法院提起诉讼。

刘××认为，其应享受职业病待遇，疑似职业病病人的劳动关系应延续至观察期届满，双方劳动关系至今仍存在，公司应继续支付其在疑似职业病期间的工资。公司认为，双方的劳动关系只延续至2012年6月14日，之后双方已依法解除劳动关系，刘××没有理由再要求公司支付2012年6月15日以后的劳动报酬。

法院经审理，判决该公司支付刘××医疗费372元及其2012年6月15日至2013年6月14日的工资2.58万余元。

二、案例分析

了解该案件的律师介绍说："尘肺病是潜伏期较长的一种疾病，观察期间并非法律概念。职工在观察期内是否能享受职业病待遇是本案的争议焦点。"《职业病防治法》第五十五条第二款规定："用人单位应当及时安排对疑似职业病病人进行诊断；在疑似职业病病人诊断或者医学观察期间，不得解除或者终止与其订立的劳动合同。"第三款规定："疑似职业病病人在诊断、医学观察期间的费用，由用人单位承担。"根据《尘肺病诊断标准》(GBZ 70)，"观察期限最长可为5年，即观察5年仍不能诊断为尘肺病者，则按一般接触粉尘作业工人进行健康监护。"观察对象影像特征疑似尘肺病的，需要进行动态的观察后才能确诊。

本案中，疾病预防控制中心出具的职业病诊断证明书，足以判断刘××为疑似职业病的观察对象。因此，用人单位应支付给刘××在医学观察期间的工资及医疗费。

四、劳务派遣用工职业病防治工作

劳务派遣用工是我国当前一些用人单位用工的重要形式，劳务派遣单位招收录用劳动者后，将其派遣到劳务派遣用人单位实际工作。根据《劳动合同法》的有关规定，劳务派遣用人单位应当为劳动者提供符合国家相关标准的工作场所和工作条件，劳务派遣工享有与用人单位的职工同工同酬的权利。

当前，一些用人单位侵害劳务派遣工合法权益的现象时有发生，如将危险岗位，脏、累、苦的工作岗位大量交由劳务派遣工负责，派遣工的身体健康及其他相关权益面临损害。一旦发生安全生产或者职业病危害事故，由于与劳务派遣工签订劳动合同的是劳务派遣单位而非用人单位，因此劳务派遣工维权工作面临更多的困难。尽管劳务派遣单位与劳动者之间没有直接的劳动关系，但是应与普通用人单位一样遵守《职业病防治法》中规定的各项职业病防治责任和义务，发生职业病危害事故给劳动者造成损害时，也应与普通用人单位一样承担相应的法律责任。

《职业病防治法》特别规定，劳务派遣单位应当履行《职业病防治法》规定的用人单位的义务。